SOPHISTICATIONS

DES

SUBSTANCES

Alimentaires

ET

MOYEN DE LES RECONNAITRE;

PRÉCÉDÉ DE L'ORIGINE ET DE L'HISTOIRE

DE LA SALUBRITÉ EN FRANCE.

Par G. Bertin,

CHIMISTE-VÉRIFICATEUR DES ENGRAIS
DU DÉPARTEMENT DE LA LOIRE-INFERIEURE,
PHARMACIEN DE L'ÉCOLE SPÉCIALE DE PARIS, MEMBRE
RÉSIDANT DE LA SOCIÉTÉ ROYALE ACADÉMIQUE DE NANTES, MEMBRE
CORRESPONDANT DE LA SOCIÉTÉ DES SCIENCES PHYSIQUES ET CHIMIQUES DE
FRANCE, DE LA SOCIÉTÉ DES PHARMACIENS DE BORDEAUX, MEMBRE
RÉSIDANT DE CELLE DES PHARMACIENS DE NANTES, MEMBRE
CORRESPONDANT DE LA SOCIÉTÉ DES SCIENCES
ET ARTS DE RENNES, ETC., ETC, ETC.

« Quand l'homme veut s'instruire, il faut qu'il
» compare entre elles les choses qu'il connait, et
» qu'il y rapporte celles qu'il ne connait pas encore. »

(*Enseignement Universel.*) J. JACOTOT.

NANTES,

IMPRIMERIE DE CH. GAILMARD, RUE DE GUÉRANDE, 3.

1846.

AU PREMIER MAGISTRAT DU DÉPARTEMENT,

LE TRÈS-HONORABLE

M. CHAPER,

COMMANDEUR DE LA LÉGION-D'HONNEUR,

Préfet de la Loire - Inférieure.

A

MESSIEURS LES MEMBRES DU CONSEIL GÉNÉRAL

DE LA LOIRE-INFÉRIEURE;

A .

MES CONCITOYENS;

Hommage de mon plus profond respect,

G. BERTIN.

Nantes, ce 15 août 1846.

PREMIÈRE PARTIE.

ORIGINE ET HISTOIRE

DE

LA SALUBRITÉ

EN FRANCE.

A

MESSIEURS LES MEMBRES DU CONSEIL-GÉNÉRAL

DE LA LOIRE-INFÉRIEURE.

MESSIEURS,

En 1843, le chimiste-vérificateur des engrais offrit au Conseil-Général un ouvrage ayant pour titre : *Statistique des Os, au point de vue de la Chimie, des Arts et de l'Agriculture.* Le Conseil voulut bien lui en témoigner sa

1

satisfaction, par un avis motivé à son procès-verbal.

Cette déclaration publique fut pour ce chimiste la plus douce récompense et le motif de nouveaux efforts pour continuer à mériter d'aussi honorables suffrages.

Aujourd'hui que la vente des engrais, particulièrement le noir animal, résidu de raffinerie, précédemment abandonné au libre arbitre des hommes qui en faisaient le commerce, a pris un caractère d'ordre, par suite des sages et prudentes mesures de l'honorable M. Chaper, préfet du département ; le *vérificateur* pense qu'il peut, sans déroger à son mandat, accroître le cercle de ses investigations, et se livrer à l'étude d'une importante question, celle des *sophistications des substances alimentaires*, et commencer par tracer sommairement l'histoire de la salubrité en France, dans ses rapports avec les travaux déja si nombreux et si variés du Conseil central de salubrité de Nantes.

Enumérer ensuite les charges qui pourraient incomber un jour à l'homme que l'autorité supérieure investirait du titre d'inspecteur de la salubrité, et qui serait chargé d'éclairer la société sur les sophistications des substances alimentaires, dans le but d'en prévenir les funestes conséquences, tel est le plan de l'ouvrage que M. G. Bertin prend la liberté de dédier au Conseil-Général.

Si l'objet de ce travail pouvait être pris en sérieuse considération par le Conseil, le chimiste-vérificateur se trouverait heureux d'avoir pris l'initiative sur un sujet aussi important, en écrivant dès 1844, au premier magistrat du département, la lettre suivante :

M. CHAPER, préfet du département de la Loire-Inférieure.

MONSIEUR LE PRÉFET,

L'importance qu'acquiert chaque jour la grande cité que vous administrez, avec autant de sagesse que d'habileté, reclame depuis long-temps la création d'un inspecteur des établissements incommodes et insalubres.

Ce besoin, Monsieur le Préfet, déjà le Conseil central de salubrité l'a plusieurs fois signalé.

Frappé de cette grande vérité, et enhardi par la nature des études auxquelles je me livre depuis plusieurs années, je viens solliciter auprès de vous, Monsieur le Préfet, cet emploi tout nouveau et tout simplement honorifique, désireux que je suis d'accroître ainsi le cercle de mes travaux scientifiques, et de me procurer par là les matériaux nécessaires à de nouvelles publications statistiques, relatives aux intérêts commerciaux et industriels de la commune de Nantes.

Si les divers travaux, dont vous avez bien voulu agréer l'hommage, sont de quelque poids dans la balance des considérations qui peuvent militer en ma faveur, veuillez, je vous prie, y avoir égard dans la décision qu'il vous plaira de prendre ultérieurement, dans le cas où vous jugeriez cette mesure utile.

Dans cette attente, veuillez agréer l'assurance du profond respect avec lequel je suis,

Monsieur le Préfet,

Votre très-humble et très-obéissant serviteur,

G. BERTIN.

AVANT-PROPOS.

Depuis quelques temps, l'opinion publique est vivement préocupée des fraudes qu'on exerce sur les substances alimentaires, les boissons, les condiments destinés à soutenir la vie des hommes. Certains individus, par un désir immodéré de gain, ne craignent pas de substituer des produits de moindre valeur, à ceux que l'ouvrier et le manœuvre croient acheter et qu'ils ont droit d'attendre.

Cette tromperie qui, dans un grand nombre de cas, peut avoir les conséquences les plus funestes sur la santé publique, mérite de vous être denoncée. Organes de l'opinion la plus avancée du pays, dignes représentants des intérêts de tous, ce n'est pas en vain que j'en appelerai à votre juste sollicitude, sur des abus graves. Vous les signaler, Messieurs, c'est y porter remède.

Je ne veux point m'étendre sur les sophistications opérées sur des produits commerciaux et nuisibles aux relations commerciales; il suffira de vous rappeler que ces altérations, pratiquées dans la confection et la manipulation de produits commerciaux, les ont fait repousser sur les places étrangères, au détriment des ouvriers, privés par là de travail, et des négociants probes et honnêtes, blessés dans ce qu'ils ont de plus sacré, leur réputation.

Si on cherche l'origine des falsifications, on voit malheureusement qu'elles ont existé de tous temps chez tous les peuples, mais surtout en France, par suite sans doute des circonstances politiques, qui, souvent l'ont isolée des autres nations, et qui ont fait chercher des moyens factices de subvenir à certains besoins de la population. Quelques-unes de ces spéculations étaient d'autant plus dangereuses, qu'elles se couvraient souvent du voile de l'intérêt public.

Aprés les guerres de la République, pendant le système continental, parurent plusieurs ouvrages qui faisaient connaître à la France ses propres richesses territoriales. Le gouvernement impérial, intéressé à la publication de tels écrits, encouragea les théories qu'on y développait, et favorisa même l'emploi des succédanés.

Sous l'influence d'un tel état de chose, peut-être aussi par un certain amour national, les produits des Amériques et des contrées équinoxiales furent peu à peu remplacés par nos produits indigènes ; l'écorce du maronnier remplaça le quinquina du Pérou ; la rhubarbe du Morbihan, celle de la Chine ; l'extrait de pavot de France, l'opium du Levant, et enfin, le pastel de nos départements méridionaux, l'indigo du Bengale.

Dans les ateliers de sophistiquerie dont je viens de parler, on vit les gommes-résines, les résines, les baumes, les mannes, le castoreum, l'opium, le musc, n'être plus que des mélanges grossiers, dont l'action médicamenteuse sur l'économie animale, sans être funeste, était du moins dépourvue de tout efficacité.

Les progrès de la science chimique sont venus en aide au sophistiqueur, et les falsifications ont pris une telle extension , qu'aujourd'hui elles peuvent se soutenir contre les effets de la cessation du système prohibitif qui les avait favorisées, et lutter presque avec avantage contre le commerce d'échange.

Cependant le mal a été souvent balancé par d'heureuses découvertes, celles qui ont doté la France du sucre de betteraves et de fabriques de soude artificielle ont procuré à notre pays autant d'honneur que d'avantage.

Aujourd'hui que tout tend à se régulariser, pourquoi les lois resteraient-elles étrangères à la répression d'abus qui, pour n'avoir pas sur l'économie vivante une action aussi constamment funeste que celle qui résulte de l'altération des substances alimentaires et des boissons, n'en méritent pas moins la sollicitude de l'autorité; citons les médicaments et les drogues douées de propriétés énergiques, dont l'application opportune déterminerait chez le malade une révolution qui le sauverait peut-être; elles n'ont plus la même efficacité lorsqu'elles sont altérées , et peuvent même produire un effet contraire à celui qu'on en attend.

Enumérer les abus graves résultant de l'altération des substances alimentaires, des boissons et des condiments ; indiquer les moyens propres à les reconnaître, moyens qui se trouvaient épars dans un grand nombre d'ouvrages ; voilà ce que je me suis proposé dans cette publication.

TRAITÉ

DES SOPHISTICATIONS

DES SUBSTANCES ALIMENTAIRES.

———

DE L'UTILITÉ ET DE LA CRÉATION
D'UN INSPECTEUR DE LA SALUBRITÉ A NANTES.

———

Les membres du Conseil central de salubrité
du département de la Loire-Inférieure, dans
leur rapport général 1841, adressé à l'honorable
M. Chaper, premier magistrat du département,
disaient :

« **La** création d'un inspecteur des établisse-
» ments incommodes et insalubres, chargé
» d'une surveillance active dans les établisse-
» ments industriels, dont quelques proprié-
» taires sont exposés à faire passer les besoins
» de leur intérêt, avant les précautions que
» réclame la prudence et l'humanité, est néces-
» saire, parce que, cette surveillance, le con-
» seil ne peut l'exercer directement, comme il
» ne peut non plus, chaque jour, s'occuper
» de savoir si les industriels de Nantes et du
» département se soumettent aux conditions
» de leur autorisation. »

En effet, si nous jetons un coup d'œil en arrière, nous voyons que, de tout temps, les magistrats chargés de la police ont eu besoin d'avoir recours aux lumières des personnes qui, par la nature de leurs études, pouvaient, sur certaines affaires, leur donner des avis salutaires. Ces hommes étaient le plus ordinairement choisis dans la classe des Pharmaciens, des Médecins, des Vétérinaires.

Ce fait, du reste, ne doit étonner personne, surtout quand on songe qu'avant la révolution de 1793, les attributions qui ressortent aujourd'hui de la Préfecture de police, étaient confiées aux ministres de la maison du roi, aux autorités locales, au prévôt des marchands.

De telles fonctions, exercées par des hommes souvent étrangers aux questions d'hygiène et de salubrité publique, nécessitaient le concours des hommes spéciaux, et, le plus souvent, l'expérience des pharmaciens, que la nature de leurs connaissances appelait à donner des renseignements sur la qualité des eaux potables, des vins frelatés, des gazs délétères, des aliments dangereux, sur le principe neutralisant de tel ou tel poison, sur le procédé le plus propre à l'extraction ou à la cristallisation des sels, sur les propriétés de telles ou telles plantes au point de vue médical, ou sur son utilité dans les arts, ou bien encore sur les moyens d'extraire le principe sucrée de tel fruit ou la fécule nourissante de telle ou telle racine.

De nos jours, la France n'est-elle pas redevable à un pharmacien, le célèbre Peltier, de la découverte du sulfate de quinine ?

Dans une ville comme la nôtre, où l'on compte de nombreuses usines, où l'inspecteur de la salubrité se trouvera souvent en rapport avec des industriels intéressés à cacher la vérité, l'exercice de cette fonction présentera de grandes difficultés ; d'un côté, seconder franchement les vœux du Conseil central de salubrité, aller au-devant des intentions de l'administration supérieure, sans cependant compromettre jamais son autorité ; d'un autre, joindre à une étude générale d'hygiène celle non moins importante de la physique et de la chimie; connaître la nature du sol sur lequel il est appelé à opérer, avoir même quelques notions de la géologie des pays voisins ; tel sera le cercle des attributions et de connaissances d'un inspecteur de la salubrité.

Etranger à quelques-unes de ces connaissances, dans combien de circonstances il resterait au-dessous de sa mission. Comment, dans tel cas, appréciera-t-il certaines influences néfastes qu'exercent beaucoup de professions sur l'économie de ceux qui les pratiquent ? Comment, dans tel autre, osera-t-il émettre une opinion motivée sur des émanations délétères, qui souvent sont pernicieuses, non-seulement aux hommes, mais aux animaux, mais aux plantes ? Comment conclura-t-il sur l'état sanitaire de tout un quartier, et sur les causes de certaines maladies épidémiques ?

Les connaissances nécessaires à l'inspecteur des fabriques ne s'acquièrent que par l'inspection même de ces établissements ; les études indispensables, faites dans le silence du cabinet, ne peuvent que suppléer imparfaitement aux observations de la nature de celles dont je parle.

Que deviendrait l'homme chargé d'une telle mission, s'il ignorait les notions élémentaires des professions qu'il serait appelé à inspecter et si, en débutant, il avait tout à apprendre? Les avis qu'il transmettrait à l'autorité, sur la foi d'industriels, à qui il serait facile de le tromper, auraient un résultat plus funeste qu'avantageux, et n'aboutiraient qu'à maintenir les abus, et même à les accroître.

D'un autre côté, l'inspecteur de salubrité ne doit pas borner l'exercice de ses fonctions à constater l'état d'insalubrité d'une localité, il doit encore proposer les moyens d'y remédier. Auprès des malheureux, l'exercice de ses fonctions prendrait un caractère de bienfaisance, dont l'administration indiquerait toutes les mesures en faveur de la classe pauvre.

Il prouvera aux indigents, par l'inspection qu'il fera des objets de première nécessité, tels que le pain, les viandes, les sels, le lait, le vin, l'eau, que l'administration n'a pas pour eux une sollicitude stérile. Alors, la classe indigente, habituée à ne jamais voir la main bienfaisante de l'autorité, que par l'intermédiaire d'agents qui ignorent le plus grand nombre de ses besoins, se voyant l'objet d'une intervention plus éclairée, trouvera, dans les mesures prises pour soulager sa misère, de nouveaux motifs de respect pour les auteurs de ce bienfait.

Grâce à ces inspections journalières, les avis du Conseil de salubrité, transmis incessamment à ceux qu'ils intéressent, auront un résultat pratique, et détruiront des abus qui n'ont pu disparaître jusqu'ici, parce qu'ils étaient signalés de trop loin.

L'inspecteur ferait ressortir à une foule de

gens, l'inconvénient grave de laisser subsister près de leurs habitations des fumiers qui y résident trop longtemps, ou des latrines que l'on ne vide que lorsqu'elles débordent ; il leur défendrait d'élever chez eux, et souvent dans leurs propres chambres, des lapins et des poules.

A d'autres, il dirait de ne pas coucher négligemment sur leurs chiffons, sur les os, les peaux, les vieux et sales papiers qu'ils ramassent.

Il préviendrait les logeurs, contre le danger d'accumuler des vingtaines d'ouvriers, souvent deux par lit, dans des chambres basses, sales et humides, et surtout peu aérées.

Enfin il renseignerait la société sur ces pauvres honteux, qui couchent sur la paille, ou simplement sur le carreau, ayant à peine une couverture. Plus tard, lorsque ces malheureux verraient que leur confiance dans l'autorité a toujours été suivie de marques actives d'intérêt, combien ils feraient de confidences, combien de communications utiles au point de vue de la salubrité et de l'hygiène publique ! Tels sont les traits principaux de la noble mission de l'inspecteur de la salubrité.

Là cependant, ne doivent pas s'arrêter ses attributions et sa sollicitude ; il lui reste à remplir une autre tâche plus pénible, et par conséquent plus honorable. Elle consisterait à défendre la société contre cette classe d'hommes avides, contre ces fraudeurs déhontés, qui, pour se procurer un gain illicite, ne craignent pas d'opérer sur les substances alimentaires les sophistications les plus dangereuses.

Mais, à côté de ces pénibles devoirs, se trouveraient des compensations, car, dans une foule de circonstances, lorsqu'il ne s'agirait que d'objets d'un intérêt secondaire, il pourrait servir d'intermédiaire entre les parties intéressées et l'administration, et remplir les fonctions de conciliateur.

Dans ses visites journalières, écoutant les récriminations et les doléances, il ferait entendre à ceux dont les établissements sont véritablement nuisibles et incommodes, que si l'autorité supérieure, qui agit toujours sans intérêt et sans passions, exige d'eux certaines concessions, c'est parce qu'elles sont fondées sur des motifs raisonnables et dans l'intérêt de ses administrés ;

Aux voisins ombrageux, l'inspecteur, lorsqu'il y aurait lieu, démontrerait l'exagération de leurs inquiétudes et essaierait de leur prouver, par le raisonnement et par les faits, que dans bien des circonstances tels établissements ou tels procédés, pour être incommodes, ne sont pas pour cela nuisibles.

On conçoit par là que l'inspecteur de la salubrité assumerait presque sur lui les conséquences des mesures prises par l'autorité, et applanirait ainsi une foule de difficultés qui la rendraient beaucoup plus forte, en ce sens que l'administration supérieure, à l'abri de tout soupçon de partialité ou d'injustice, n'aurait qu'à commander, et serait obéie sans contestation.

On voit, par tout ce qui précède, la tâche délicate et difficile qu'aurait à remplir vis-à-vis de l'autorité supérieure, du Conseil central de salubrité et du public, l'homme appelé à exercer, à Nantes, la place d'inspecteur d'hygiène publique.

La mission d'un semblable fonctionnaire devrait être toute de discrétion, car, organe de l'autorité et du conseil de salubrité, il serait appelé journellement à pénétrer dans certaines localités, souvent contre le gré des personnes intéressées, et à y examiner des procédés manufacturiers que le fabricant voudrait peut-être tenir secrets.

Pour moi, jaloux de m'instruire, désireux

d'être un jour utile à mon pays, d'honorer ma noble profession par l'étude, heureux de ne m'être jamais borné au simple rôle de marchand, jaloux d'occuper le temps qui me reste à des travaux utiles, sans mendier de plus hauts titres que ceux que je tiens de mes études et de la confiance de l'administration, titres dont je m'honore et dont je suis fier, sans supplier la fortune de me venir en aide, je dois à la vérité de dire que le plus fatal obstacle au progrès, au développement d'un principe, à l'application d'une théorie, c'est que souvent ceux qui cultivent l'étude, doivent se vouer à l'obscurité, crainte d'une basse jalousie, ou sont obligés de perdre un temps précieux à obtenir des protecteurs, à faire valoir leurs services, à obtenir une rémunération qui devrait toujours être donnée, avant même qu'elle pût être demandée, puisqu'elle est due aux hommes qui se livrent à des travaux utiles.

L'homme sage devra donc toujours être en

garde contre ces trois grandes vérités, et ne jamais oublier qu'en général, pour la grande majorité des hommes, l'homme d'études et de veilles ne peut obtenir de célébrité et de considération pendant sa vie, qu'en proportion de sa fortune.

DE LA SALUBRITÉ.

CHAPITRE PREMIER.

ORIGINE ET HISTOIRE DES CONSEILS DE CE NOM.

En l'an 1363, le roi Jean Ier, ou selon d'autres Jean II, dit le Bon, fit paraître plusieurs règlements et ordonnances propres à faire disparaître quelques causes d'insalubrité; ainsi, il

régularisa dans Paris, la police des boucheries, des marées, il défendit l'éducation des porcs dans l'intérieur de la capitale, et voulut que les ordures de la ville fussent placées en dehors des murs. Il défendit à tous de balayer les rues pendant la pluie, et avant que les eaux claires ne fussent écoulées.

L'histoire des mesures adoptées pour la salubrité pourrait donc remonter à cette époque, bien que, vers la fin du XIIIe siècle, quelques savants s'en soient occupés.

En 1486, on commencait déjà à régulariser par des règlements particuliers certains établissements industriels, qui, par la nature de leurs opérations, pouvaient nuire, soit à la santé publique, soit aux intérêts particuliers, comme le confirme une ordonnance du prévôt de Paris de cette même époque, corroborée par un arrêt du parlement du 4 septembre 1497, qui, par rapport aux *potiers de terre* s'expri-

mait ainsi : « Attendu que la fumée qui sort de
» ces établissements préjudiciable à la santé
» du corps humain, et que de ce peut sur-
» venir plusieurs mauvaises maladies et
» accidents. »

Dès 1567, le conseil du Roi ordonna de
transporter le clos d'écarissage hors des villes
et près de l'eau, de même que les tanneries,
les teintureries, les corroieries. Dans les années
1577, 1672, 1673, ces règlements furent remis
en vigueur.

Jusqu'en 1668, la police sanitaire resta pour
ainsi dire stationnaire. Cependant, le 24 mars
même année, parut une ordonnance de convocation des médecins, signée de la Reynie, chargée à cette époque de la police de Paris,
à l'effet de délibérer sur les soins à apporter
dans la fabrication du pain.

Le 10 juin 1701, la police de Paris défendit

aux chiffonniers et écorcheurs de chiens, de fondre, ni de faire fondre en leur maison, aucune graisse de chevaux, chiens, chats et autres animaux pour quelques causes que ce fût.

L'impulsion donnée dans la capitale par la police sanitaire ne resta point sans effet ; bientôt on vit la province, d'après l'exemple imprimé par la capitale, chercher à modifier les inconvénients attachés à certaines professions, lesquels jusques-là, avaient été inaperçus ou du moins mal appréciés. Ainsi, en 1730, à Marseille, des mesures sévères sont prises pour prévenir l'invasion de la peste.

Le 5 janvier 1737 et le 16 mars 1739, l'intendant de la police de Lyon rend obligatoires deux ordonnances sanitaires, tendant à paralyser la propagation de la morve des chevaux.

En 1740, on publie dans Paris, de par le

Roi, des conseils propres à secourir les personnes qui se noient.

En 1750, le roi, par arrêt de son Conseil-d'État, défend aux mégissiers et chamoiseurs de la ville de Beauvais de procéder, dans l'intérieur de ladite ville, au débouilli de l'huile qui a servi à faire le chamois.

En 1770, grâce aux louables efforts du pharmacien et échevin Pia, la capitale de la France vit s'élever dans son sein un service régulier de secours aux noyés et asphyxiés.

Si en 1789, les magistrats, chargés en France de la police, avaient à statuer sur une question de salubrité, ils étaient dans l'usage de recourir au savoir et à l'expérience d'un chimiste, d'un médecin, d'un agronome, d'un vétérinaire. Mais ces commissions n'étaient que temporaires et souvent même les magistrats s'arrêtaient à l'avis d'un seul individu. On conçoit dès-lors combien cette manière de procéder de la part de l'autorité, pouvait entraîner d'abus.

Aussi Cadet Gassicourt, pharmacien de Paris, inspecteur-général et l'un des savants de cette époque le plus souvent consulté par l'autorité, proposa-t-il à celle-ci l'organisation d'une commission permanente d'hommes instruits, à l'effet de s'occuper particulièrement de la salubrité de la ville de Paris.

En conséquence, le 6 juillet 1802, le comte Dubois, Préfet de police, créa et institua un conseil de salubrité composé de quatre membres, MM. Deyeux, Parmentier, Huzard père et Cadet Gassicourt, dont les travaux restèrent ignorés du public jusqu'en 1817, époque à laquelle M. le comte Anglès, alors Préfet de police à Paris, ordonna qu'une analyse serait faite des travaux du conseil, et publiée chaque année.

Jusqu'au moment de la révolution, la

juridiction des établissements insalubres ou incommodes fut presque laissée à l'arbitraire des parlements, qui joignaient à leurs fonctions judiciaires des attributions de police proprement dite, et, il faut en convenir, les parlements étaient alors peu favorables au développement de l'industrie.

En 1790, une loi décida que les tribunaux seraient compétents pour statuer sur les dommages causés à la propriété; puis, le 13 novembre 1791, une seconde loi, dont l'exécution fut confiée au pouvoir municipal, s'occupa d'une manière très-vague des règlements de police en rapport avec les établissements insalubres ou incommodes.

Le soin de surveiller d'une manière permanente les établissements incommodes ou insalubres, laissé pour ainsi dire à la discrétion d'un pouvoir aussi mobile que l'autorité municipale, fut cause d'un arbitraire intolérable,

qui prenait également sa source et dans l'imper-
fection des règlements, et dans la manière de
les appliquer, que l'on modifiait suivant chaque
localité, tantôt en autorisant des usines insalubres au centre des grandes villes, tantôt en
frappant tout-à-coup d'interdit des établissements dont on venait de permettre l'édifi-
cation.

Le gouvernement, justement alarmé, voulut
faire cesser ce désordre ; il appela sur cet
objet les lumières de l'institut, qui adressa un
premier rapport au ministre de l'intérieur, le
26 frimaire an XIII, ou 17 décembre 1804.

Cependant ce premier travail ne parut pas
fournir au gouvernement tous les documents
nécessaires, propres à asseoir les bases d'une
organisation de cette importance, et l'institut
fut invité de nouveau à constituer une commis-
mission dans le but de rédiger un nouveau
rapport.

Sans vouloir suivre ici le rapporteur de cette commission dans toutes les considérations dont il appuie les idées de ses collègues, je crois devoir du moins en rapporter quelques faits principaux qui peuvent être regardés comme le point de départ du décret du 15 octobre 1810 et de l'ordonnance royale du 14 janvier 1815.

1° Toutes les fabriques existant, soit dans les villes, soit aux environs, n'étant pas également susceptibles de devenir incommodes, de nuire à la salubrité et de causer des inquiétudes, par rapport aux accidents auxquels elles peuvent donner lieu, leur éloignement des endroits habités n'est pas non plus également nécessaire.

2° Que pour établir les différences qui existent entre ces fabriques, considérées sous le rapport des inconvénients dont elles sont susceptibles, il convient de les diviser en trois classes.

3° Que, dans la première classe, on peut placer les fabriques qui, donnant naissance à des émanations incommodes et insalubres, doivent nécessairement être éloignées des habitations.

4° Que les fabriques de la seconde classe, formée de toutes celles qui, ne devenant susceptibles d'inconvénients, qu'autant que les opérations qu'on y pratique sont mal exécutées, doivent être soumises à une surveillance exacte et sévère, sans exiger qu'elles soient aussi éloignées que les premières ; seulement, il serait à désirer que les grandes fabriques d'acides minéraux, fussent toujours placées à l'extrémité des villes, dans des quartiers peu peuplés.

5° Que les fabriques de troisième classe, n'étant sujettes à aucun inconvénient, n'offrent point de motifs pour qu'on ne consente pas à ce qu'elles soient placées près des *habitations*.

CHAPITRE II.

—

INSTITUTION DU CONSEIL DE SALUBRITÉ DE NANTES.

—

Comme je viens de le dire, les travaux du conseil de salubrité de Paris restèrent inconnus à Nantes, jusqu'au commencement de l'année 1817. Ce fut le 4 mars de cette année que le comte de Brosses, préfet du département de la Loire-Inférieure, sur la demande de Saint-Aignan, alors maire de Nantes, prit un arrêté, créant une commission pour donner son opinion au sujet des établissements qui répandent des odeurs insalubres ou incommodes. Trois hommes honorables, depuis long-temps connus dans le monde savant, MM. Fouré, docteur-médecin des épidémies, Hectot et Le Sant père, pharmaciens à Nantes, furent les fondateurs d'une institution destinée à rendre de grands services à notre belle cité.

En 1826, MM. Marion de Procé, docteur-médecin des plus distingués, Sallion, non moins renommé, et à cette époque docteur-médecin en chef des prisons ; Prevel, pharmacien instruit et modeste, Laënnec, docteur-médecin, depuis décédé, furent appelés au conseil de salubrité.

Plus tard, en 1829, M. Lorieux, ingénieur des mines, y entrait comme membre adjoint. En 1835, MM. Thébaud, Guépin, le premier chargé d'un service médical à l'Hôtel-Dieu, le second, professeur de chimie médicale, à l'école pré-paratoire de médecine, y remplacèrent MM. Sallion et Le Sant père. Ce fut à la même époque qu'eurent lieu les nominations de MM. Douillard, architecte, et Saillant, pharmacien généralement estimé.

En 1843, le conseil de salubrité vit entrer

successivement dans son sein, en remplacement de MM. Laënnec et Hectot, MM. Sallion père, et Le Sant fils, pharmacien, si digne à tant de titres de succéder à son père.

A l'exemple des conseils de salubrité des grandes villes de France, celui du département de la Loire-Inférieure crut devoir adresser le compte-rendu de ses travaux au premier magistrat du département, le 31 décembre 1825.

Ce compte-rendu renfermait l'exposé succint des questions de haute salubrité, à la solution desquelles avaient concouru, comme je viens de le dire, MM. Fouré, Hectot et Le Sant père, depuis le 14 mars 1817, jour de l'installation du conseil. Aujourd'hui, ces publications, d'un intérêt si grand pour notre cité, embrassent une période de vingt-huit années.

Depuis le 4 mars 1817, les rapports adressés

aux diverses administrations qui se sont suc-
cédé, en réponse aux questions soumises au
conseil de salubrité, s'élèvent à six cent cin-
quante-un. Mais, ce qui n'est point enregistré,
et ce qui cependant devrait entrer en compte
des services rendus, ce sont les expériences
chimiques, les rapports préparatoires, les
courses, les voyages, qui, en témoignant
du grand désintéressement des membres du
conseil de salubrité de Nantes, impriment à
ses décisions une si haute autorité, au point
de vue de l'hygiène, de la salubrité et de
l'industrie.

Je classerai au premier rang les recherches
de ces estimables citoyens sur les questions
suivantes :

Sous le rapport de l'hygiène. — Les eaux de
puits servant de boissons. — Les substances
alimentaires avariées. — Les seigles ergotés.
— Les vinaigres altérés. — Les abreuvoirs

publics. — Les bains en eau courante. — Les recherches sur la nourriture habituelle des habitants des campagnes de Nantes et du Croisic. — Les mesures proposées pour la conservation à Nantes des eaux potables. — Les farines avariées. — Les morues altérées. — Le pain de mauvaise qualité. — Les puits publics. — Les vins altérés. — L'eau filtrée de la Loire. — Les conserves alimentaires. — Les huiles. — Les biscuits de semoule, de vermicelle. — L'altération de l'eau de l'abattoir. — La coloration des bonbons par l'arsenite de cuivre. — Le cacao avarié. — Le café avarié. — Les eaux minérales factices. — Le girofle avarié. — Les poisons. — Le sucre avarié. — Le vin rouge falsifié. — Enfin une question d'hygiène communale.

Sur la salubrité. — La morgue. — Les latrines publiques. — Les chantiers d'écarrissage. — Les établissements incommodes ou insalubres. — Les marais de Nort. — Les dépôts de noirs résidus de raffinerie. — Le parc au fumier. — Le sang de bœuf. — Le cloaque de l'île Gloriette. — L'enfouissement des animaux dans les étables. — L'inconvénient de l'emploi du mercure pour frotter les moules en ferblanc à la pâte de jujubes. — La police des vidangeurs. — Répurgation de la ville de Nantes. — L'écoulement des toucs publics dans la Loire. — La voirie de l'abattoir. — L'insalubrité de Bourgneuf. — Sur la nécessité d'éloigner les cimetières du centre des villes. — L'assainissement du pays de Bourgneuf. — L'insalubrité des habitations du Croisic. — L'insalubrité de la cour Douard à Nantes. — Les ruelles de Nantes. — Les baquets à urine. — Les casernes de Nantes. — L'eau de puits du Château. — L'eau de Loire. — La fontaine de la route de Rennes. — La fonte du suif. — Les fosses portatives inodores. — La halle au poisson. — Les porcheries. — Les fabriques de poudrettes. — Les prisons. — Le système d'appel de M. d'Arcet. — La triperie. — Urate de chaux. — La nécessité d'établir un acqueduc destiné à transporter à la Loire les immondices des maisons. — Les marais d'Ancenis. — L'insalubrité de l'Erdre. — Du rouissage du lin dans les eaux destinées aux hommes et aux animaux. — De l'insalubrité de la ville de Machecoul. — La nature et l'assainissement du pays de Machecoul. — Fosse de l'égoût du marais de Barbin. — Epuration de la plume. — Dépôt d'engrais. — Dépôt des noirs, résidu de raffinerie. — Marais de Versailles. — Cloaque de Grand-Biesse. — Eau stagnante de la prairie de la Magdelaine. — Parcours de la Chézine. — Inondation de la Loire. — Insalubrité de l'école des frères. — Fosses d'aisance mobiles et inodores. — Infirmerie. — Ensevelissements.

Sur l'Industrie. — L'abattoir. — Fabriques d'acide sulfurique. — Amidonneries. — Ateliers de secrétage. — Bateaux à laver. — Boyaudiers. — Buanderies par la méthode de Bertholet. — Caramel pour eau-de-vie. — Cendres gravelées. — Céruses. — Chandelles. — Chapeaux de feutre. — Chapeaux vernis. — Charbon de terre. — Colle forte. — Ecarrisseurs. — Huile pour éclairage. — Laminiers. — Noir animal. — De fumée. — Papiers communs. — Produits chimiques. — Savon commun. — Sel ammoniac. — Suifs. — Sulfate de fer. — Baguettes de fer pour les mines. — Porteurs d'eau. — Chaux éteinte. — Bordage de navire. — Brasserie. — Eclairage au gaz hydrogène. — Etuves à vapeur. — Fabriques de casquettes. — Cordes à boyaux. — Faïenceries. — Fourneaux à coke. — Moulins à vapeur. - Raffineries de sucre. — Machines à vapeur. — Appareils pour carboniser la tourbe. — Appareils désinfectants. — Cendres de tourbe. — Charrée. — Chaux hydraulique. — Fonderies de cuivre. — Noir de raffinerie mélangé de terre tourbeuse. — Fabriques de sel de Glaubert. — Ateliers à peigner le chanvre. — Galvanisation du fer. — Fonte au creuset. — Teintureries et dégraissage de laine. — Féculerie. — Fabriques de gélatine. — Ateliers de hongroyeur. —

Fabriques d'engrais. — Carbonisation d'os à vase clos. — Fabriques de minium. — Fabriques de cuir vernis. — Fabriques de produits chimiques. — D'allumettes chimiques. — Tanneries. — Distilleries de liqueur. — Fourneaux à la Willekanson. — Fabriques de ouate. — Filatures de laine. — Ateliers de menuiserie. — Martinet et four pour corroyer et chauffer les pièces de machines. — Forges et appareils de grosse chaudronnerie. — Savonneries. — Lavoirs. — Douves de la rue Durbroug. — Carbonisation de la tourbe à l'air libre. — Salaisons. — Fours à chaux, à plâtre. — Sulfate de soude. — Plomb de chasse laminé. — Etiré. — Cristalleries. — Fabriques de dexterine. — Bitume Seyssel. — Briqueteries. — Tuileries. — Fabriques de liqueur. — Feutres à doublage. — Poterie d'étain.

Ainsi, comme on le voit, au triple point de vue de l'hygiène, de la salubrité et de l'industrie, le conseil de salubrité n'a pas craint d'entrer dans un vaste champ d'investigations laborieuses, on peut dire même que beaucoup de ces questions ont été entièrement résolues ; mais là ne se sont pas bornées les consciencieuses recherches et les savants travaux du Conseil ; il a voulu encore approfondir certaines questions qui se rattachent aux divers objets que je viens d'énumérer. Tels sont les boîtes fumigatoires pour les noyés. — Les bouées de sauvetage. — Le canal de Nantes à Brest. — Les conseils propres à la salubrité des constructions particulières. — Les épizooties. — Les poudres anti-charbonneuses. — Les sécheresses extraordinaires. — Le charlatanisme. — Les chiens errants. — Les chiens de Terre-Neuve. — Les maladies régnantes dans les environs d'Ancenis : épidémie, angine, typhus, observés à Mésanger. — Les houillères de Mouzeil et de Montrelais. — Préjugés qui s'opposent à la pratique de la vaccine. — Topographie physique et médicale du canton de Varades. — Mouvement de la population. — Réflexion sur l'épidémie d'angine staphylo-larin-

mairie. — Asphyxie par l'acide carbonique. — Braise de boulanger. — Briquettes fabriquées avec la tourbe. — Cales de Nantes. — Enfants trouvés. — Tourbières de Montoir. — Remèdes secrets. — Sages-femmes. — Salines hygiéniques. — Stalactite retirée d'un souterrain. — Vétérinaires. — Morts violentes. — Établissements de deuxième classe. — Inspecteur de la salubrité. — Galeux de l'hôpital de Paimbœuf. — Épidémies de Sainte-Reine. — Maladie habituelle de Nantes. — Ladrerie et langueyage des porcs.

Tel est l'aperçu général des diverses questions sur lesquelles le Conseil central de salubrité a été appelé à donner son avis.

CHAPITRE III.

—

CRÉATION, DANS LES CHEFS-LIEUX D'ARRONDIS-
SEMENT, DES CONSEILS DE SALUBRITÉ, ET
NOMINATION DES MEMBRES CORRESPONDANTS.

—

Le vicomte Alban de Villeneuve, préfet du département de la Loire-Inférieure, qui, comme je viens de le démontrer, venait, le 27 mai 1826, sur la demande du conseil central de salubrité, d'accroître le nombre de ses membres, voulut encore que tout le département recueillît les fruits de cette utile institution, et décida que des conseils de salubrité seraient établis dans les chefs-lieux d'arrondissement de Paimbœuf et d'Ancenis. Il désigna pour remplir ces honorables fonctions à Paimbœuf, MM. Bessard, médecin des épidémies, président; Riou, docteur-médecin, et Duchesne, pharmacien.

Pour Ancenis , MM. Guitard, médecin des épidémies, président ; Lefèvre, docteur en chirurgie, et Hautreux, pharmacien.

Le même arrêté nomma les membres correspondants du conseil de la salubrité de la ville de Nantes pour tout le département, à savoir : Châteaubriand, Savenay, Guérande, Croisic, Clisson, Machecoul, Saint-Philbert, Bourgneuf, Pornic, Varades, etc.

Il me reste, après avoir montré que le conseil central de salubrité de la Loire-Inférieure avait reçu une organisation aussi complète que les localités pouvaient le permettre , à décrire les circonstances qui ont nécessité les divers rapports que je viens de relater, puis, à faire ressortir les résultats avantageux qu'en a recueillis notre département.

Dans le courant de l'année 1824, le conseil,

appelé à émettre son avis sur l'établissement d'une amidonnerie, à fonder dans la maison de M. Rissel, quartier du bois de Launay, pensait, avec juste raison, qu'outre l'avantage d'offrir à notre commerce un produit fort important, et pour lequel il est tributaire des villes voisines, un pareil établissement aurait encore l'avantage, pour notre ville, d'enlever à la consommation les farines et les grains altérés qui aujourd'hui sont achetés par les boulangers, lesquels, fait observer le conseil, confectionnent du pain de mauvaise qualité et susceptible de nuire à la santé des consommateurs.

En même temps que le conseil examinait cette intéressante question, il donnait une attention particulière à l'usage d'une poudre anti-charbonneuse, propre à préserver le grain de la carie, ayant pour base l'arsénic; par là, pouvant occasionner des accidents graves; et signalait ce fait à l'autorité.

En 1827, le conseil fit connaître à l'autorité d'autres abus non moins graves qui prenaient leur source dans l'ignorance des individus plutôt que dans un vil motif de cupidité. Voici à quel sujet. La récolte des vins ayant été considérable et les fûts étant très-chers, les propriétaires et les marchands employèrent, pour loger leurs vins, tous les moyens économiques qu'ils purent imaginer. Les uns firent usage de barriques qui avaient servi à contenir de la céruse, d'autres garnirent divers réservoirs avec du plomb laminé, dans lesquels ils mirent les vins en dépôt; mais l'acide contenu dans les vins, réagissant sur le plomb, et en étant saturé, cette boisson fut bientôt transformée en un poison véritable.

L'autorité, avertie de ce qui se passait, crut ne pouvoir mieux faire, pour donner suite à cette importante communication du conseil de salubrité, que d'en faire l'objet d'une circulaire adressée à messieurs les maires du département.

En 1829, les altérations du pain, objet de première nécessité, durent particulièrement appeler l'attention de l'autorité. Voici comment. On sut à cette époque, que des boulangers de Bruxelles avaient été punis correctionnellement pour avoir introduit du sulfate de cuivre dans leur pâte, à l'effet de la faire lever plus promptement et d'obtenir par là, disaient-ils, un pain plus léger.

Le même fait s'était reproduit à Turcoin, petite ville du département du Nord, puis à Calais, où vingt-six boulangers furent condamnés pour avoir fait usage de sulfate de cuivre, vulgairement appelé vitriol bleu, vitriol romain, vitriol de Chypre et couperose bleue. Le conseil saisit cette occasion pour engager M. le maire de Nantes à prévenir les boulangers contre l'emploi d'une substance aussi dangereuse ou de tout autre agent dont ils ne connaîtraient pas les effets.

Dans le même moment, cette question d'un

intérêt si général était sérieusement et scien-
tifiquement étudiée par le conseil de salubrité
de Paris, qui reconnaissait et démontrait que,
par l'incinération, on pouvait retirer la presque
totalité des sels de cuivre, ajoutée au pain.

Le conseil central de salubrité de Nantes,
signala encore, par sa lettre du 27 décembre
même année, le procédé de coloration des
bonbons employé par les confiseurs, à savoir,
l'arsenite de cuivre vert, de schwanfurth pour
les bonbons verts, et le chromate de plomb
pour les jaunes. Le maire de Nantes tint
compte de ce sage avis, en lui donnant toute
la publicité que réclamait son importance.

CHAPITRE IV.

—

PERTE DES SÉCRÉTIONS SOLIDES ET LIQUIDES DE L'HOMME. — OPINION DU CONSEIL DE SALUBRITÉ.

—

Le conseil fit encore observer que le nombre des cuves de latrines diminue chaque jour dans notre ville, par suite de l'usage qu'adoptent la plupart des propriétaires, de prendre des embranchements aux toucs qui conduisent toutes les immondices dans la Loire. Il est réellement fâcheux, dit-il encore, qu'à côté de l'avantage que présente l'écoulement des matières fécales dans le fleuve, se trouve l'inconvénient d'une perte considérable d'engrais, et celui non moins grand d'altérer les eaux.

A l'appui de cette opinion, peut-être ne trouvera-t-on pas mauvais que j'entre dans

quelques détails relatifs à une question aussi
importante que celle de la perte des sécrétions animales. Je dirai donc que les urines [1]
de l'homme, ou des animaux carnivores,
contiennent une quantité assez notable d'urée,
de phosphate d'ammoniac, d'hydrochlorate
d'ammoniac, de lactate d'ammoniac, d'acide
urique, et de phosphate terreux, alliés à de
faibles proportions de chaux. C'est donc en
raison des sels ammoniacaux et de la somme
d'urée, susceptible par la putréfaction de
se convertir en bi-carbonate d'ammoniac,
que l'urine de l'homme, riche en azote,
doit être regardée comme l'engrais le plus
énergique pour tous les végétaux. L'urine des
bêtes à cornes, des brebis et du cheval, est
moins riche en azote, mais elle en contient
incontestablement dans une plus grande proportion, que les excréments solides de ces mêmes animaux ; d'après ces faits, on a donc pu

---

[1] *Statistique des Os*, page 223, par G. BERTIN. — RORET, éditeur.

déclarer, que cent parties d'urine humaine égalent mille trois cent parties de crottin de cheval, six cents parties de fumier de vache, quatre cent cinquante parties d'urine de cheval.

Les efforts que l'on fait chaque jour, en faveur de la production des engrais, démontrent l'importance que l'on devrait attacher, dans une ville aussi considérable que Nantes, aux excréments solides et liquides de l'homme, lesquels sont annuellement, et presque en totalité, perdus pour l'agriculture, par suite des conduits souterrains qui les portent dans la Loire ; perte à laquelle il faut joindre un inconvénient non moins grand, celui d'encombrer le lit ou chenal du fleuve de parties terreuses et de substances insolubles, qui vont chaque jour en s'augmentant. L'administration municipale rendrait donc un service signalé à l'agriculture de notre département, en établissant dans notre belle ville, divers réservoirs où viendraient aboutir et se décharger les sécrétions fécales et liquides de l'homme, ainsi que tous les produits domestiques, lesquels échappent au service du répurgateur, et qui pourtant seraient pour Nantes un revenu considérable, en diminuant d'autant les immunités qu'elle accorde à ce fermier, et pour l'agriculture une nouvelle source de prospérité.

L'usage des fosses inodores paraît appelé à produire cette amélioration, réclamée par les besoins de l'agriculture.

Je vais essayer encore d'établir la moyenne des pertes qui résultent pour l'agriculture d'une pareille coutume. Si j'admets que chaque homme produise au minimum et par jour 0, 625 grammes d'urine, 0, 135 grammes de matière fécale, en tout 760 grammes, cela donnera par jour, pour une population de 100,000 individus, un produit de 76,000 kilogrammes ou 800 hectolitres qui, calculés

pour une période de 365 jours, présentent un
rendement de 292,000 hectolitres de matières
demi-liquides, contenant 822,200 litres d'azote.
Calculée à 3 % du poids de la matière fécale,
cette somme d'azote pourra subvenir à l'organisation de 49,922,000 kilogrammes de graines
de froment, de seigle, d'avoine ou d'orge, ou
à 416,100 tonneaux de ces mêmes céréales,
représentant en numéraire un capital de

Froment. . . . . 124,830,000 fr.
Orge . . . . 62,415,000 fr.

Depuis un temps immémorial, les flamands
composent un engrais avec l'urine des hommes
et des animaux, qu'ils recueillent dans une
fosse construite en brique et dans laquelle ils
jettent leur marc d'huile et les végétaux qu'ils
veulent convertir en fumier.

Cependant on est dans l'usage de n'employer cet engrais que lorsqu'on lui a fait

subir un commencement de fermentation, qui permet de l'utiliser plus facilement et de le répandre sur les plantes en pleine végétation, sans pour cela ronger ni attaquer leur tissu.

L'inconvénient de l'odeur repoussante d'un tel engrais en a fort circonscrit l'usage ; il ne s'est généralisé qu'en Flandre.

On prépare encore avec l'urine un engrais assez généralement connu, nommé urate : il est composé d'urine et de plâtre ; par suite de cette combinaison, on obtient une double décomposition, formation de sulfate d'ammoniac, sel soluble et de carbonate de chaux. Ce même phénomène se remarque encore sur les terrains où l'on utilise le plâtre, par suite de son affinité pour l'ammoniac de l'air qu'il fixe, ou par suite de sa combinaison avec le carbonate d'ammoniac, extrait de l'air par les eaux de pluie et d'orage. Ainsi, comme on le voit, le plâtre agit sur le sol *en y fixant l'ammo-*

*niac, agent éminemment nécessaire à la végé-
tation, par cela même qu'on ne peut jamais
remplacer, dans un végétal, le principe azoté
qui lui est propre par une substance absolument étrangère à ce même principe.*

Le carbonate d'ammoniac, sel éminemment
volatil, que l'on retrouve soit dans les lieux
d'aisance, soit dans les écuries, peut être facilement absorbé et ramené dans le sol à l'aide
de l'emploi du plâtre, par suite de la décomposition qu'opère cet agent, tout en conservant encore les principes de l'ammoniac;
pour cela, il suffit de répandre, de temps à
autre, du plâtre en poudre dans le lieu que
l'on veut désinfecter.

L'analyse chimique a demontré que les
urines de l'homme et des oiseaux sont les
seules où il existe de l'acide urique, et qu'on
ne trouve les *phosphates* que dans celles de
l'homme ou des mammifères carnivores. Les

urines des *herbivores* ne contiennent, en général, *ni acide urique*, *ni phosphate*, mais renferment des benzootes et des carbonates, et sont généralement alcalines.

C'est à la présence de l'acide urique dans les excréments des oiseaux que cette dernière substance doit sa matière blanchâtre et l'aspect cristallin qu'on y remarque. Cet acide ne paraît pas provenir de la matière fécale de ces oiseaux, mais de leurs urines, qui se confond avec leur matière fécale.

Les administrations préfectorale et municipale de notre ville ont si bien senti de quel avantage serait pour l'agriculture la conservation de tels produits, que je tiens de M. Seheult, architecte de la préfecture, chargé de l'érection du palais de justice et des prisons, qu'on lui a presque fait une condition obligatoire d'arriver à ce résultat dans les dispositions qu'il doit donner à l'un et l'autre édifice.

Le conseil de salubrité ne borna pas ses soins à signaler les pertes qu'éprouve journellement l'agriculture, par suite de la coutume établie à Nantes de jeter les immondices dans le fleuve, il voulut encore appeler l'attention de l'autorité sur une falsification qui lui faisait éprouver annuellement à cette époque un préjudice de plusieurs millions. Il lui signala donc l'altération des *noirs résidus de raffinerie* au moyen de la *terre noire de Montoir*, *et sa vente néanmoins comme résidu pur* [1].

[1] Voir la *Statistique des Engrais ;* le *Manuel du Fabricant d'Engrais ;* la *Statistique des Os ;* les *Améliorations introduites dans le commerce du Noir animal*, par M. G. BERTIN, pharmacien-chimiste à Nantes.

CHAPITRE V.

—

LE CONSEIL DE SALUBRITÉ DE NANTES PROPOSE DES MESURES SANITAIRES CONTRE L'INVASION DU CHOLÉRA ; IL EST INSTITUÉ CONSEIL CENTRAL DE SALUBRITÉ PUBLIQUE.

—

Comme je viens de le dire, dans l'année 1829, le conseil de salubrité s'était adjoint M. Lorieux, ingénieur des mines, dont les connaissances spéciales pour tout ce qui concerne l'examen des machines à vapeur ne laissaient rien à désirer. Ainsi, comme on le voit, l'organisation du conseil de salubrité ne pouvait plus être regardée comme une institution éphémère, n'ayant d'existence que dans le calendrier nantais. C'était au contraire une réunion d'hommes éclairés, instruits, à vues larges, et animés d'un zèle persévérant, pouvant embrasser tous les intérêts d'hygiène, de salubrité et d'industrie, aidés qu'ils étaient par des sous-conseils de salubrité établis à Ancenis,

Savenay, Châteaubriant, Paimbœuf, ou bien encore par des correspondants dans les endroits où l'autorité, faute d'hommes spéciaux, n'avait pu nommer des conseils. Dans cette dernière catégorie étaient Blain, Le Pellerin, Saint-Philbert-de-Grand-Lieu, Clisson, Pornic, Varades, Bourgneuf, Guérande, Nozay, Machecoul, Croisic, Sautron, Frossay, Saint-Nazaire, Moisdon, Saint-Étienne-de-Mont-Luc, la Chapelle-Basse-Mer, le Loroux, le Port-Saint-Père, Oudon, Riaillé.

Telle était la position du conseil de salubrité dans le département de la Loire-Inférieure, lorsque parut, le 20 septembre 1831, une ordonnance de Sa Majesté Louis-Philippe, roi des Français, portant organisation des intendances sanitaires dans les chefs-lieux de certains départements.

« Considérant, disait cette ordonnance, que
» les progrès du choléra, sur le littoral de

» la Baltique, commandent de multiplier et
» d'étendre les précautions dans les départe-
» ments maritimes, etc. »

2° Dans les départements de la Loire-
Inférieure, de la Charente-Inférieure, de la
Gironde, des Bouches-du-Rhône, où il existe
déjà une intendance sanitaire au chef-lieu, le
ressort de ces intendances s'étendra au terri-
toire entier du département. . . . .

. . . .

Le 4 octobre 1831, le préfet de la Loire-
Inférieure s'empressait de donner connaissance de cette ordonnance à MM. les sous-
préfets d'Ancenis, Châteaubriant, Paimbœuf,
Savenay ; d'autre part, il écrivait à M. le
président de l'intendance sanitaire de Nantes,
le 6 octobre même année, que, vu l'état
alarmant où se trouvait placé le gouvernement, par suite des progrès du choléra-morbus, il réclamait pour l'exécution

de l'ordonnance précitée son entière coopé-
ration.

L'intendance, par l'organe de son président,
répondit au préfet, le 8 octobre, que, dans
ces circonstances pénibles, où la sollicitude
du gouvernement faisait un devoir à l'intendance de prendre des mesures de précaution
pour le cas d'irruption du choléra-morbus, il
voyait dans notre département plus qu'ailleurs
des garanties de l'efficacité de ces mesures,
puisque tous les chefs-lieux d'arrondissement
du département de la Loire-Inférieure étaient
pourvus de conseils de salubrité, s'occupant
continuellement de tout ce qui concerne
la santé publique. Ces conseils sont aujour-
d'hui on ne peut plus précieux ; on y trouve
des hommes instruits et pratiques, capables
de donner de bons renseignements et prêts
à rendre tous les services que les circonstances
pourront faire réclamer d'eux ; il terminait
en engageant M. le préfet à prendre parmi les

conseillers de salubrité, les membres des commissions sanitaires des sous-arrondissements.

En conséquence, le préfet, par arrêté du 17 octobre, régularisa les commissions sanitaires dans les chefs lieux du département, et recevait l'approbation du ministre, le 24 octobre 1831.

Ainsi, comme on le voit, l'autorité supérieure de notre département n'était point restée en demeure; la commission sanitaire avait répondu à son appel; les conseils de salubrité étaient organisés ; autour de lui, de jeunes médecins instruits, des pharmaciens, non moins désireux de les seconder, attendaient les évènements, et se tenaient, pour ainsi dire, tout prêts à combattre.

C'est alors que, vu la gravité des circonstances, le conseil de salubrité de Nantes osa prendre l'initiative , et proposa , le 27 octobre 1831 , des mesures que l'hygiène pouvait seule indiquer.

Cette lettre , renfermant les propositions du conseil, a une portée si grande dans l'histoire de la salubrité de Nantes, que je crois devoir la rapporter ici en son entier.

LE CONSEIL DE SALUBRITÉ DE LA VILLE DE NANTES,

A Monsieur le Préfet du département de la Loire-Inférieure.

Monsieur le Préfet,

La marche qu'a suivie, depuis son invasion dans l'Inde, la maladie désignée sous le nom de choléra spasmodique, ne permet plus à aucune contrée de l'Europe de se croire en sécurité contre son invasion plus ou moins prochaine. Il est donc urgent de prendre partout, contre ce fléau, les mesures que la prudence et les progrès de l'hygiène publique peuvent conseiller.

Une organisation sanitaire assez étendue pour agir et veiller sur tous les lieux, assez éclairée pour que sa vigilance et son action soient réellement salutaires et tellement coordonnées, que toutes ses opérations puissent s'exécuter avec accord et célérité, peut seule embrasser l'ensemble des mesures nécessaires à cet égard, en assurer et en diriger l'application.

L'organisation des conseils de salubrité, dont la création vous est due, pourrait servir de base à celle que réclament les circonstances présentes.

Ces conseils ont été formés avec soin dans toutes les localités, et ils réunissent la plupart des hommes spécialement propres à remplir les fonctions qui seraient à déléguer. Il n'y aurait, ce nous semble, qu'à donner à cette première institution les développements que nous allons avoir l'honneur de vous proposer.

Il serait formé dans la ville de Nantes des commissions sanitaires en nombre égal à celui des arrondissements de justice de paix ; chacune de ces commissions serait composée de deux médecins, d'un pharmacien, d'un architecte, et d'un ou deux notables ; elle serait en rapport avec un commissaire de police, et communiquerait en outre avec le conseil central de salubrité.

Dans toutes les autres villes un peu populeuses du département, et qui ne sont point comprises parmi les chefs-lieux d'arrondissement, telles que Guérande, Pontchâteau, Blain,

Nozay, Nort, Clisson, Pornic, Machecoul, Saint-Philbert, Legé, Bourgneuf, etc., il serait établi d'autres commissions sanitaires. Celles-ci seraient composées de quelques notables, d'un ou deux médecins et d'un pharmacien, lorsque cela serait possible.

Dans toutes les communes rurales, dans lesquelles il existe un correspondant du conseil central de salubrité, il lui serait adjoint quelques habitants notables, qui formeraient avec lui une commission cantonnale ou communale.

Dans les autres communes rurales où le conseil de salubrité n'a pas encore pu se procurer de correspondants, on tâcherait d'en établir ou d'y suppléer par la réunion de quelques notables chargés des mêmes attributions que les commissions cantonnales ou communales dont il vient d'être parlé.

Toutes ces commissions seraient, d'une part, en rapport avec leur maire respectif, duquel elles recevraient au besoin les instructions et les autorisations qui pourraient leur être nécessaires, et qui les présiderait toutes les fois qu'il le jugerait convenable; d'une autre part, elles communiqueraient avec le conseil de salubrité de leur arrondissement, de qui elles recevraient leur direction.

Les conseils de salubrité d'arrondissement seraient en communication habituelle avec le conseil central établi à Nantes, à qui ils rendraient compte de tout ce qui pourrait intéresser la salubrité de leur arrondissement, et de qui ils recevraient leur direction.

Les conseils de salubrité d'arrondissement seraient en communication habituelle avec le conseil central établi à Nantes, à qui ils ren-

draient compte de tout ce qui pourrait intéresser la salubrité publique dans leur circons-
cription.

Le conseil central de salubrité tiendrait ses
séances régulières, et plus ou moins rappro-
chées, suivant les circonstances, à l'hôtel de la
mairie, pour s'y trouver sans cesse en rapport
avec l'autorité municipale ; il communiquerait
en outre avec les six commissions sanitaires de
la ville de Nantes, de la même manière qu'avec
les conseils de salubrité d'arrondissement, et
dirigerait les opérations des unes et des autres.

Le système de surveillance sanitaire ainsi
coordonné, et toutes ses ramifications venant
aboutir au conseil départemental comme à un
centre commun, celui-ci entrerait en rapport,
d'une part, avec la préfecture, et de l'autre,
avec l'intendance sanitaire, pour recevoir de

ces deux sources les avertissements, les instructions et les ordres qu'elles pourraient lui trans-
mettre, et pour leur communiquer les lumières
qu'il recueillerait sur l'état sanitaire de toutes
les parties du département.

Chaque commission sanitaire, aussitôt après
sa formation, serait chargée d'explorer avec
l'attention la plus minutieuse tous les points de
sa localité : elle noterait ceux qui seraient
plus ou moins insalubres, plus ou moins susceptibles de favoriser le développement d'une
épidémie, et elle rechercherait les moyens
propres à faire disparaître ces fâcheuses dispositions. Elle aurait en outre à déterminer
les lieux où la population serait trop misé-
rable et trop agglomérée et soumise aux
autres influences signalées comme susceptibles
de favoriser le développement et le ravage

du choléra : elle chercherait à découvrir quelques ressources pour diminuer cette misère, à remédier à cette agglomération et écarter ces influences.

Déjà, dans quelques-unes des principales villes de France, des commissions sanitaires semblables à celles que nous vous proposons pour la ville de Nantes, ont été établies ; mais nous n'avons connaissance d'aucune organisation sanitaire, susceptible d'embrasser toutes les parties d'un département et analogue à celle qui vient d'être exposée.

Nous avons l'honneur d'être, avec respect,

Vos très-humbles et
très-obéissants serviteurs,

Signé : FOURÉ, D.-M. ; MARION DE PROCÉ ; SALLION ; LORIEUX ; HECTOT ; PRÉVEL ; LE SANT.

Membres du conseil de salubrité de la ville de Nantes.

Cette lettre fut communiquée le 31 octobre 1841, au président de l'intendance sanitaire qui, le 9 novembre suivant, fit connaître au préfet qu'il ne pouvait qu'adopter la convenance et l'opportunié de la mesure sur laquelle il avait pris la peine de le consulter.

Fort du consciencieux et lumineux rapport du conseil de salubrité, de l'approbation des membres de l'intendance sanitaire, le 8 décembre 1831, le préfet institua le conseil de salubrité de Nantes, en conseil central de salubrité publique du département, et reçut du ministre l'approbation de cette décision, le 28 du même mois.

Le préfet ne borna pas là sa louable sollicitude pour les intérêts du département : il voulut encore le doter d'un règlement général, concernant le service de salubrité publique ; il était ainsi conçu.

RÈGLEMENT GÉNÉRAL

CONCERNANT LE

SERVICE DE SALUBRITÉ PUBLIQUE

DANS LE DÉPARTEMENT DE LA LOIRE-INFÉRIEURE.

TITRE PREMIER.

*Attributions des Conseils et des Comités de salubrité,
et des correspondants de ces Conseils.*

ARTICLE PREMIER.

Les conseils de salubrité sont institués principalement dans le but d'éclairer l'administration sur la solution des questions qui intéressent à un haut degré la salubrité publique, et

exigent pour être traités convenablement, des connaissances spéciales en médecine, en chimie et dans les arts, telles que toutes celles qui concernent les établissements industriels, et généralement tout ce qui peut intéresser la salubrité publique.

ART. 2.

Les comités de salubrité et les correspondants des conseils, ont pour objet spécial de rechercher, dans leurs arrondissements respectifs, toutes les causes d'insalubrité et de les signaler dans des rapports, qui, dans les circonstances ordinaires, doivent être adressés soit au conseil central du département, soit au conseil de l'arrondissement; en cas d'urgence, ces rapports sont adressés à l'autorité compétente.

ART. 3.

Les conseils, les comités et les correspondants de conseil de salubrité doivent, dans le

cas d'épidémies ou de maladies contagieuses,
aider de tous les moyens l'administration qui
réclame leur assistance.

TITRE II.

Du Conseil central de salubrité.

ART. 4.

Le conseil de salubrité créé à Nantes par
arrêté du préfet du 4 mars 1817, réorganisé le
27 mai 1826, et institué *Conseil central du département* par un nouvel arrêté du 8 décembre
dernier, approuvé le 28 du même mois par le
Ministre du commerce et des travaux publics,
continuera à marcher comme il l'a fait depuis le 6 juin 1826, et à se réunir tous les huit
jours, à l'Hôtel-de-Ville, pour s'occuper des
travaux qui lui sont confiés.

Art. 5.

En conséquence de l'article précédent, le bureau du conseil central de salubrité est composé d'un président, d'un vice-président et d'un secrétaire. La nomination du président est réservée au préfet; les fonctions de vice-président et de secrétaire sont alternativement et successivement remplies par les autres membres du conseil. En cas d'absence du président et du vice-président, le doyen d âge occupe le fauteuil. En l'absence du secrétaire , l'un des membres du conseil est invité à le remplacer.

Art. 6.

La correspondance administrative, les délibérations du conseil et les comptes de dépenses sont inscrits sur un registre à ce destiné; le secrétaire est chargé de la tenue et de la garde du registre.

Art. 7.

Tous les ans, le conseil central adresse au préfet et fait imprimer le rapport général des travaux qui l'ont occupé dans l'année précédente. Ce rapport contient en outre les communications reçues des conseils établis dans le département. Il est loisible au conseil central, dans son rapport annuel, d'y insérer ses vues d'améliorations dans l'intérêt de la salubrité.

———

TITRE III.

Des Conseils de salubrité d'arrondissements.

Art. 8.

Les conseils de salubrité institués à Ancenis, à Châteaubriant, à Paimbœuf et à Savenay, se réuniront au moins une fois chaque mois, dans le local qui sera mis à leur disposition, soit à l'hôtel de la sous-préfecture, soit à la mairie, pour s'occuper des travaux dont ils sont chargés.

Art. 9.

Indépendamment des réunions nouvelles, ces conseils se réuniront au même lieu, chaque fois qu'ils en seront invités par l'autorité, ou que les affaires soumises à leur examen pourront l'exiger.

Art. 10.

Chacun des quatre conseils d'arrondissement aura un bureau composé du président nommé par le préfet, d'un vice-président et d'un secrétaire ; tous les membres du conseil, le président excepté, rempliront successivement et alternativement ces deux dernières fonctions pendant la durée d'une année.

Art. 11.

Chaque conseil d'arrondissement tiendra un

registre sur lequel le secrétaire inscrira la correspondance particulière et le compte des dépenses qui auront été reconnues indispensables.

ART. 12.

Tous les ans, dans le courant du mois de janvier, chaque conseil adressera au conseil central du département un rapport des travaux dont il se sera occupé dans l'année précédente, pour qu'il soit en tout ou en partie inséré dans le rapport général à adresser au préfet. Ce travail des conseils d'arrondissements pourra renfermer des propositions d'améliorations relatives à la salubrité ou à l'hygiène publique.

TITRE IV.

Des Conseils de salubrité.

ART. 13.

Chacun des six comités de salubrité créés à Nantes par l'article 10 de l'arrêté du préfet du 8 décembre dernier, aura un bureau composé du juge de paix, président; d'un vice-président et d'un secrétaire.

ART. 14.

Les fonctions de vice-président et de secrétaire seront successivement et alternativement remplies par tous les membres des comités : ces fonctions durent un an.

ART. 15.

Toutes les délibérations seront prises à la majorité absolue des membres présents dans les réunions, qui devront compter les deux tiers au moins des membres du comité, et qui se tiendront chez le juge de paix, ou dans tout autre lieu qui leur paraîtra convenable.

Art. 16.

Chacun des comités de salubrité établis à Nantes, tiendra au moins une séance ordinaire par mois ; il pourra être réuni extraordinairement, en vertu d'une convocation spéciale de son président ou du conseil central de salubrité.

Art. 17.

Dans les réunions ordinaires, les comités de salubrité s'occuperont de tout ce qui peut avoir rapport à l'objet de leur institution, et, pour simplifier leurs recherches, ils pourront, s'ils le jugent convenable, se former en sections dont chacune recevra alors une mission spéciale et devra en rendre compte dans les réunions suivantes.

Art. 18.

La correspondance, les travaux et délibérations des comités de salubrité, seront inscrits sur un registre à ce destiné et que le secrétaire devra tenir. Le même registre recevra les comptes des frais que le comité pourrait être dans la nécessité de faire.

Art. 19.

Chaque comité fera, lorsqu'il le jugera utile, ou lorsqu'il en sera requis par l'autorité, l'inspection des établissements publics de son ressort; dans ce cas, il sera toujours accompagné d'un ou plusieurs membres du conseil, délégués pour l'assister dans cette opération : procès-verbal ou rapport sur cette visite sera rédigé et inséré au registre du comité, et les propositions auxquelles cette inspection aura donné lieu, seront adressées au conseil central.

Art. 20.

Les hôpitaux étant naturellement inspectés par le conseil de santé, ces établissements sont exceptés de la surveillance des comités.

Art. 21.

Dans le mois de janvier de chaque année, chaque comité de salubrité de la ville de Nantes adressera au conseil central un rapport de ses opérations pendant l'année expirée, pour que tout ou partie de ce travail soit inséré au rapport général à adresser au préfet.

Art. 22.

Les diverses dispositions arrêtées pour les comités de salubrité de la ville de Nantes seront, autant que faire se pourra, observées par les autres comités établis dans l'étendue du département, avec cette différence que la correspondance et les rapports de ces comités

seront toujours adressés au conseil de l'arrondissement, dans le ressort duquel se trouvera
le comité. Pour l'arrondissement de Nantes,
le conseil central tiendra lieu de sous-préfecture.

———

TITRE V.

Des correspondants des Conseils de salubrité.

ART. 23.

Les correspondants des conseils établis dans
le lieu où il n'aura pas été possible de former des comités de salubrité, rempliront iso-
lément les fonctions de ces comités. Dans le
cas d'urgence, ils transmettront leurs observations à messieurs les maires de leurs communes respectives et dans les circonstances
ordinaires, ils communiqueront directement
soit avec le conseil particulier de leur arron-

dissement, soit avec le conseil central du département.

ART. 24.

Les correspondants des conseils de salubrité sont invités à adresser tous les ans, dans le courant du mois de janvier, soit au conseil central, soit au conseil de leur arrondissement, leurs observations sur les causes d'insalubrité qu'ils auraient observées et sur les moyens d'assainissement qui leur sembleraient devoir être adoptés, pour qu'il en soit tenu compte dans le rapport général du conseil du département.

———

TITRE VI.

Dispositions générales.

ART. 25.

Dans le cas d'invasion d'une épidémie grave, telle que le *choléra-morbus*, le conseil central s'entendra avec le préfet, pour régler les rapports qu'il serait nécessaire d'établir entre les divers conseils, les comités, les correspondants et avec les intendants sanitaires.

ART. 26.

Le présent règlement sera inséré dans le recueil administratif, et des exemplaires en seront adressés à tous ceux qu'il pourrait concerner, et il sera transcrit ensuite sur les registres des conseils et des comités de salubrité institués dans le département de la Loire-Inférieure, afin que chacun puisse le suivre, puisse le consulter au besoin.

Fait à Nantes, le 14 février 1832.

Signé : SAINT-AIGNAN.

Ce règlement fut approuvé quelques jours plus tard par le ministre du commerce et des travaux publics, le 21 février 1832.

Le 7 avril même année, M. Ferdinand Favre, maire de Nantes, dont j'aurai souvent à citer la constante sollicitude pour tout ce qui touche au bien-être de ses administrés, organisa à Nantes six comités de salubrité, comprenant les six arrondissements de justice de paix, à l'effet de vérifier, d'enregistrer et de signaler les causes apparentes d'insalubrité.

Tant de soins de la part des premiers magistrats, leur surveillance incessante pour prévenir les moindres influences néfastes, eurent pour résultat d'atténuer d'une manière frappante les effets du choléra-morbus à Nantes, qui fut, de toutes les villes de France où ce fléau fit invasion, celle qui eut à déplorer le moins de victimes.

Aussi, dois-je le reconnaître et le déclarer ici publiquement, le conseil de salubrité de la Loire-Inférieure comprit dignement et noblement le rôle que lui réservait l'apparition du choléra-morbus à Nantes : son zèle et la sage direction qu'il sut imprimer à toutes les branches de l'art médical est au-dessus de tout éloge... Heureux les hommes appelés par leur dévoûment et leurs talents à remplir ces difficiles fonctions! mais, plus heureuse encore l'administration qui sait faire choix de tels hommes !...

CHAPITRE VI.

—

LANGUEYAGE DES PORCS. — DES ENSEVELIS-
SEMENTS. — ÉTUDE ET AVIS MOTIVÉS DU
CONSEIL CENTRAL DE SALUBRITÉ SUR CES
DEUX IMPORTANTES QUESTIONS.

—

En 1844, le maire de Nantes, M. Ferdinand
Favre, invita le conseil à examiner avec une
scrupuleuse attention la question du langueyage des porcs, et, en même temps, à
étudier les dangers que peut faire courir
aux consommateurs la viande de porcs atteints
de ladrerie.

Le conseil examina la question, et, rela-
tant les expériences suivantes, fit connaître,
que ce fut d'après l'opinion que la viande
devient d'un usage pernicieux, lorsque la
ladrerie est parvenue à un certain degré d'intensité, que le parlement de Paris, par son

arrêt du 2 juillet 1767 , défendit , sous des peines sévères , la vente du cochon ladre , et que , plus tard , la loi du 19 juillet 1791 enjoignit aux officiers de police d'entrer fréquemment, assistés d'une personne de l'art [1], dans les boutiques des charcutiers, à l'effet de s'assurer si les chairs de ces animaux étaient infectées de la maladie.

Le langueyage fut établi à Nantes, par arrêt du 1er décembre 1806, et maintenu jusqu'au 22 décembre 1825 , époque à laquelle le ministre de l'intérieur, par une circulaire, déclara que le droit de langueyage, au profit des communes était illégal , et contesta même l'utilité de cette inspection.

Le conseil de salubrité, avant de se prononcer dans cette grave question, crut devoir s'entourer des lumières et de l'expérience de

---

[1] Sous Louis XIV, existait la charge de langueyeurs-jurés.

M. Hogué, médecin-vétérinaire, et de celles de M. Botamy, ancien langueyeur-juré de la ville, et de l'opinion de MM. Marchais et Dolet aîné, délégués des charcutiers de Nantes.

Le conseil de salubrité examina plusieurs échantillons de chair de porc ladre à différents degrés, et demeura convaincu que, si cette chair ne possède plus la somme des qualités nutritives de la chair de porc saine, elle ne devient toutefois malfaisante, que dans le cas où la maladie aurait acquis un certain degré d'intensité.

A l'appui de cette opinion, le conseil mit sous les yeux du maire une foule d'opinions et de faits enregistrés dans les ouvrages de médecine. 1° Foderé, *Traité de médecine*, t. VI., 3e partie, chap. II, § 1225, page 277, qui dit « avoir vu beaucoup de cochons ladres chez les charcutiers, et qui pense qu'en fait d'aliments

7

nuisibles, nous croyons beaucoup de choses sur parole. »

Le *Nouveau cours complet d'agriculture théorique et pratique,* article signé B. : « La chair de porc est molle et fade, mais son usage ne produit aucun effet nuisible sur ceux qui en mangent, surtout lorsque la maladie n'est pas arrivée à son dernier degré. »

Le *Dictionnaire abrégé des sciences médicales, article ladrerie.*

« Le mieux est de le sacrifier tel qu'il est pour la consommation, sans donner le temps à la maladie de suivre sa marche ; sa chair n'est pas absolument malsaine : elle est molle et fade.

L'opinion de M. Huzard, parlant au nom du conseil de salubrité de Paris 1836. « Cette viande, dit-il, n'est pas bonne, mais elle n'est pas insalubre. »

« Les bouchers, dit le *Traité de police des animaux domestiques* page 754, commettent un grave délit, lorsqu'ils la débitent, non pas parce qu'elle est *dangereuse* pour la santé des personnes qui en font usage, mais parce qu'elle est d'une qualité très-inférieure, et ne peut être conservée par la salaison. »

Les règlements de police sanitaire, » dit encore l'auteur du *Nouveau cours d'agriculture théorique et pratique*, tome 9, page 71, « sont sages, et doivent être maintenus, non pas à cause du danger de l'usage de la chair de porc ladre, mais parce que cette chair étant de qualité inférieure, c'est un délit que de la vendre comme bonne à ceux qui ne savent pas la reconnaître. »

MM. Hoqué, Botamy, et un des membres du conseil, ont mangé du cochon ladre, et n'en ont éprouvé aucun mal.

Enfin, le conseil central de salubrité de Nantes conclut à ce que la vente des chairs du cochon ladre fût autorisée, mais aux conditions suivantes : 1º Que l'animal n'eût pas été atteint de la maladie à un degré avancé ; 2º Que l'acheteur connût la qualité de la viande, laquelle serait taxée à un prix en rapport avec sa qualité.

Le conseil central de salubrité, dans le courant de 1844, eut à s'occuper encore, sur la demande du préfet, d'une question de haute importance, comme police administrative ; il s'agit, des ensevelissements [1]. Voici à quel sujet. M. le maire de la Rouxière avait fait paraître, sur les ensevelissements, un règlement par lequel on ne devait ensevelir les personnes décédées, que douze heures après le décès dans

[1] M. P. Cuissart, membre du conseil municipal, vient de soumettre au conseil un lumineux rapport sur cette importante question, qui ne peut manquer d'être prise en sérieuse considération par le conseil. On ne saurait donc trop louer hautement M. Cuissart, d'avoir pris l'initiative sur une si grave question, dont les conséquences peuvent être si dangereuses pour tous les habitants d'une aussi grande cité.

le cas de mort ordinaire ; que vingt - quatre heures après le décès, dans le cas de mort subite; puis il permettait que les corps ensevelis fussent placés dans le cercueil, après les délais ci-dessus, que les cercueils ne fussent couverts et cloués qu'à l'expiration du délai de vingt-quatre heures.

Le conseil central de salubrité divisa sa réponse à M. le préfet en deux questions principales : 1° l'ensevelissement comprenant l'individu décédé ou supposé tel; 2° la salubrité concernant les survivants.

Le conseil central blâma la coutume admise dans la campagne et parmi le peuple, d'empaqueter le corps aussitôt après le décès, c'est-à-dire, de le mettre immédiatement ou peu de temps après qu'il ne donne plus signe de vie, dans les conditions où il doit être pour l'inhumation. En agissant ainsi, ajoute le conseil, l'esprit de la loi et les devoirs de l'humanité sont également violés et méconnus.

Il faut, après avoir étendu les bras le long du tronc, allonger parallèlement, et en les rapprochant, les extrémités inférieures ; coiffer la tête du mort ; lui passer une chemise ; placer son corps sur un lit, ou sur toute autre surface molle et à l'abri du froid et de l'humidité, ayant l'attention de le recouvrir de couvertures en rapport avec la saison, et sans placer sur lui aucun lien qui puisse ou serrer la gorge, ou s'opposer aux mouvements des muscles de la poitrine et de l'abdomen ; enfin en tenant le visage découvert, absolument comme s'il s'agissait d'un corps jouissant toujours de la vie.

L'ensevelissement ne doit être fait que quand les vingt-quatre heures de délai, fixées par la loi pour l'inhumation, sont révolues. On ne peut trop le redire, ajoute le conseil, *l'enseve-*

lissement n'a pas d'autre effet que l'inhuma-
tion.

Le terme de vingt-quatre heures, dit Fodéré dans son *Traité de Médecine légale,* trop long, lorsque le corps exhale une puanteur dangereuse, est trop court dans certains cas de mort subite.

Aussi le conseil central, par rapport à la question de salubrité pour les survivants, déclara que les médecins devaient rester arbitres de ce qu'il convenait de faire ; que, d'autre part, le gouvernement devait au besoin appuyer les prescriptions au sujet des ensevelissements, par des circulaires annuelles émanant des préfets ou des évêques, rappelant aux maires, aux médecins, aux curés et desservants les dangers et même la criminalité des ensevelissements anticipés. Ces publications auraient pour double effet d'introduire dans les mœurs du peuple des habitudes plus conformes à l'esprit de la loi comme à l'humanité.

CHAPITRE VII.

—

LE CONSEIL CENTRAL DE SALUBRITÉ EST APPELÉ A DONNER SON AVIS SUR LES ÉTABLISSEMENTS INSALUBRES OU INCOMMODES, EN PARTICULIER SUR L'ÉCARRISSAGE.

—

Personne ne conteste aujourd'hui les progrès de l'industrie à Nantes, et le caractère tout manufacturier du département de la Loire-Inférieure. Peut-être faut-il chercher une des principales causes de ce grand développement industriel dans les dispositions du décret de 1810, sur les établissements insalubres; ou bien encore dans l'intervention raisonnée des conseils de salubrité, qui ont fait cesser les abus et l'arbitraire, sous l'influence desquels étaient placés les établissements de la nature de ceux dont nous parlons.

Depuis 1833, le conseil central de salubrité a à s'occuper de trente-quatre établissements où l'on fabrique des mélanges de noir résidu de raffinerie et de tourbes pures animalisées. Ces établissements, depuis l'arrêté du 19 mai 1841, ayant pris un caractère légal, je suis dispensé d'en parler de nouveau [1] ; du reste, ils sont assez connus dans le département.

En 1831, il n'existait à Nantes qu'une fabrique de poudrette, située dans la baie de la Verrière. Depuis cette époque jusqu'en 1840, sept demandes de cette nature ont été faites et ont été accordées; mais leurs produits, qui sont venus faire concurrence aux poudrettes dites de Montfaucon, près Paris, sont en général de si mauvaise qualité, qu'on ne peut les vendre à Nantes ou dans le département de la Loire-Inférieure sous le nom de poudrette, mais seule-

---

[1] Voir le *Manuel du Fabricant d'Engrais*, par G. BERTIN, pharmacien-chimiste. — RORET, éditeur.

ment sous les dénominations consignées dans l'arrêté de l'honorable M. Chaper.

Le conseil central de salubrité profita de la circonstance pour faire connaître à l'autorité l'inconvénient des fabriques de poudrette établies à l'air libre et sur une grande échelle.

En 1837, un établissement indispensable auprès des villes, dont l'importance s'accroît en raison de leur population et du nombre d'animaux qu'elles consomment, fut autorisé à Nantes : je veux parler d'un établissement d'écarrissage.

Tout le monde sait que les chantiers d'écarrissage sont des dépôts où sont conduits les animaux morts, ou vieux, ou blessés, ou malades, pour y être abattus et dépouillés.

Les établissements d'écarrissage sont placés dans la première classe des établissements insalubres ou incommodes, en raison des émanations qu'ils dégagent, émanations dont l'infection dépasse de beaucoup les exhalaisons déjà si incommodes des matières fécales.

L'origine de ces genres d'établissements paraît remonter, selon Parent du Chatelet, à 1404.

Les agents de la police de ces établissements n'eurent pas seulement à s'occuper de la question sanitaire, ils furent encore obligés d'intervenir par rapport à l'usage que l'on peut faire de la chair de chevaux écarris, après leur mort naturelle ou après avoir été abattus.

Selon Parent du Chatelet, c'est en 1739, que la police interdit dans Paris la vente de la chair de cheval.

En 1762 et 1780, l'autorité chercha encore par tous les moyens possible à empêcher l'usage de la chair de cheval; afin de prévenir les maladies, que l'usage de pareilles chairs ne pouvait manquer d'occasionner.

En 1784, le Conseil-d'État défend encore aux écarrisseurs, sous peine d'amende et de retrait de leur commission, de vendre et débiter aucune viande qui proviendrait des chevaux ou animaux qu'ils auraient abattus.

En 1825, des plaintes, consignées dans des procès-verbaux des commissaires de police de Paris, par plusieurs individus, constatent que pendant six mois, une partie de la viande consommée à Paris, provenait de chevaux abattus. Ces faits furent certifiés par M. Huzard, dans le sein d'une commission en 1825, pour l'examen du projet des sieurs Robinet et Dufour.

Du reste, ces abus n'étaient pas nouveaux, puisqu'ils avaient déjà eu lieu en 1811, époque à laquelle des commissaires de police saisirent chez plusieurs gargotiers de Paris des masses de viandes de cheval, du poids de 100 à 400 kilogrammes.

En 1814, cette autorisation est retirée.

En 1816, elle est accordée de nouveau.

A aucune époque peut-être, il ne fut fait un plus grand usage à Paris de la viande de cheval, que pendant l'hiver de 1830, les ouvriers sans travail allaient au clos d'écarrissage, où les écarisseurs leur donnaient pour rien autant de viande de cheval qu'ils voulaient.

Loin de moi la crainte, qu'à l'imitation de Paris, où la consommation est considérable, ce même usage s'établisse dans notre grande ville; mais en raison des bases sur lesquelles les clos d'écarrissage s'établissent, l'autorité fera toujours bien d'user à cet égard d'une active surveillance.

Le premier écarrissage de Nantes ne recevait

guère, comme l'indique le rapporteur du conseil de salubrité de Nantes, que cent cinquante chevaux par an. Celui du sieur Jumentier, qu'il se proposait d'établir, d'après sa demande, dans la commune de Rezé, au lieu dit le Bois-des-Soyaux, est présumé pouvoir compter annuellement sur six cents chevaux, dont cent-cinquante, selon lui, seraient apportés morts, et les autres seraient abattus au fur et à mesure de leur arrivée [1].

Quatre procédés sont suivis dans les clos de Paris pour abattre les chevaux : 1° On insuffle de l'air dans une veine préalablement ouverte; 2° On introduit, entre l'occipital et la première vertèbre, une lame de couteau qui pénètre dans la moëlle épinière; 3° On saigne l'animal, en lui enfonçant un couteau dans le poitrail; 4° Enfin, on assène un coup de masse sur le vertex, et on ne le saigne qu'après qu'il est mort.

---

[1] Par ordonnance royale, le sieur Jumentier vient d'être autorisé à transporter cet établissement à la Patouillère, en Saint-Aignan.

A Nantes, cet abattage avait lieu par le second procédé. Une fois l'animal dépecé, on le mettait cuire dans une chaudière à vapeur.

Les produits bruts de l'écarrissage sont assez exactement ceux-ci :

	F.	C.
Sabots de 150 chevaux.	30	»»
Sang de 1500 chevaux.	65	»»
Eaux de cuisson et viande cuites, 216 barriques de 230 litres.	2160	»»
Graisse, 100 kilog.	120	»»
Peaux, 150 à 9 fr.	1350	»»
Crins, ils étaient toujours coupés. .		
Os, environ 1140 kilog., à 7 fr. les 100 kilog.	100	80
	3825	80

Le conseil de salubrité ayant à donner son avis sur l'autorisation demandée par le sieur Jumentier, dont je viens de parler, émit l'opi-

nion que l'autorisation pouvait être accordée
aux conditions suivantes :

1° D'opérer la cuisson à la vapeur ;

2° De mélanger de la tourbe ou de la chaux
ou toutes autres substances absorbantes au sang,
aux chairs, aux matières fécales et à l'eau
condensée ;

3° De fondre les graisses avec la quantité
voulue d'eau et d'acide sulfurique ;

4° D'enclore tout le chantier de murs élevés
à deux mètres soixante-dix centimètres ;

5° De se pourvoir d'une quantité d'eau en
rapport avec les besoins de l'établissement.

De 1825 à 1840, trente-cinq autorisations ont
été accordées pour l'érection de fabriques de
chapeaux vernis, par suite de l'avis favorable

émis par le conseil central de salubrité, auquel
l'autorité avait soumis les pétitions des deman-
deurs.

Au port de Mauves, deux établissements de
cendres gravelées ont été autorisés de 1834 à
1836.

Le conseil de salubrité, dont l'impartialité
est généralement reconnue, crut devoir faire
une différence entre les conditions d'autorisations des ateliers propres à la conservation
des substances alimentaires, et celles des ateliers
de salaisons. Le nombre de ces derniers s'élève
à quatre.

De 1825 à 1845, dix-neuf demandes d'autorisation de raffinerie ont été accordées. Le
conseil central de salubrité se montra toujours
favorable à ce genre de demande.

Cependant, c'est avec juste raison que le

conseil fait remarquer à l'autorité qu'il ne comprend pas comment il se fait que des dépôts de 200 à 400 hectolitres résidu de raffinerie, appartenant à des individus non raffineurs, soient placés dans la première classe des établissements insalubres ou incommodes, tandis que les raffineurs de sucre, dont la loi admet le classement dans la deuxième classe, peuvent avoir au centre de leur fabrique le même nombre d'hectolitres de noir, sans exciter à cet égard la moindre surveillance de la part de l'autorité.

Les établissements de tanneries et de corroieries incommodes, autorisés de 1839 à 1842, s'élèvent à dix-neuf; ils appartiennent à la deuxième classe des établissements insalubres ou incommodes.

CHAPITRE VIII.

—

PRÉCIS HISTORIQUE DE L'ORIGINE DU NOIR ANIMAL, PROPRE A LA RAFFINERIE A NANTES.

—

La carbonisation des os d'animaux, lorsqu'on n'y brûle pas la fumée, est placée, en raison de l'odeur très-désagréable qui s'en exhale et que le vent transporte à une grande distance, dans la première classe des établissements insalubres ou incommodes.

Lorsque le fabricant de charbon d'os brûle la fumée, cette condition le fait classer dans la deuxième catégorie des établissements insalubres.

De 1826 à 1841, dix autorisations ont été

accordées dans le département de la Loire-Inférieure.

Comme la ville de Nantes paraît s'être livrée la première, après Paris, à la préparation du charbon d'os, peut-être n'est-il pas hors de propos de faire connaître l'origine de cette industrie.

En 1816, le noir animal, charbon d'os, fut substitué dans toutes les raffineries de France à l'usage du charbon de bois.

L'industrie fut redevable de cette grande amélioration aux savantes données de MM. Derosnes, Pluvinet et Payen.

A cette époque, le département de la Loire-Inférieure tirait à grands frais ce produit de la capitale. Cette circonstance suggéra au sieur Etienne Rouy, résidant à Nantes, l'idée d'une entreprise industrielle, et le détermina à établir une petite fabrique d'os calcinés à feu couvert, sur la Prairie-au-Duc. Postérieurement, M. Frigerio, pharmacien à Nantes, obtint de la préfecture, le 21 février 1817, l'autorisation d'établir une fabrique d'os calcinés dans la maison du sieur Dufailly, défenseur officieux, sise au Parc-aux-Fumiers.

M. Etienne Rouy commença son mode de fabrication, d'après le procédé à marmite; ses essais ayant été heureux, cet industriel fut bientôt conduit, par les nombreuses demandes qui lui furent faites, à solliciter, le 8 janvier 1818, de M. le préfet d'alors, l'autorisation de transporter son établissement, situé Prairie-au-Duc, au chantier Crucy, dit les Plombs, commune de Chantenay, et à construire un fourneau propre à brûler la fumée; cette autorisation lui ayant été accordée, il prit pour local l'ancienne corderie impériale.

A cette époque, les os ne valaient que 1 fr.

à 1 fr. 25 les 50 kilogrammes, et le noir animal se vendait 14 à 15 fr. les 50 kilogrammes.

Depuis, les os se sont élevés progressivement, par l'effet de la concurrence, jusqu'à 5 à 6 fr. les 50 kilogrammes, prix auquel ils sont encore aujourd'hui, sans être moins recherchés.

Par des circonstances dont je n'ai point à m'occuper, l'établissement de M. Rouy, ainsi réédifié, marcha cependant avec peine pendant quelques années; enfin, en 1820, le sieur Rouy s'associa M. Lelong; dès ce moment, l'établissement prit un certain accroissement : on y fabriqua le sel ammoniac blanc, gris; la soude obtenue par double décomposition, des savons avec le petit suif provenant du dégraissage des os de cuisine; de l'ammoniac ou alcali volatil; de l'huile volatile de corne de cerf; du sel d'epsum; enfin des os calcinés à blanc, vulgairement connus sous le nom de corne de cerf. On fut même jusqu'à utiliser l'hydrogène carboné pour l'éclairage de la fabrique ; mais ce gaz n'étant pas entièrement épuré, ne donnait qu'une lumière imparfaite. Cependant il est juste de consigner ici que c'est dans cet établissement qu'eurent lieu les premiers essais du gaz hydrogène carboné à Nantes. M. de Brosse, alors préfet du département, honora cet établissement d'une visite officielle.

En 1822, MM. Lelong et Rochery devinrent seuls propriétaires de l'établissement ; c'est à peu près à cette époque que M. Thomine, alors président de la Société royale académique de la Loire-Inférieure, à la tête d'une commission prise dans le sein de la société, visita cette usine. Un rapport flatteur, enregistré dans les annales académiques, témoigne hautement de l'intérêt qu'inspira à cette réunion d'hommes instruits la marche intelligente des deux industriels dont ils venaient d'étudier les procédés.

En 1827, M. Lelong céda l'établissement à M. Rochery, qui renonça peu à peu, par des raisons commerciales, à la fabrication des produits chimiques que je viens d'énumérer, pour se livrer exclusivement à la fabrication du charbon animal.

Depuis quelques années, cet établissement est devenu la propriété de M. Derrien jeune, qui lui a imprimé une plus grande activité en accélérant, par l'emploi d'une machine à vapeur, la pulvérisation des os calcinés, pulvérisation qui, avant l'emploi de ce nouveau moteur, s'opérait toujours très-lentement au moyen de manèges et de meules verticales mues par des chevaux.

Nantes compte aujourd'hui plusieurs autres fabriques de cette nature, où l'on ne se livre qu'à la fabrication du charbon d'os, noir animal, propre à la raffinerie. Une de ces fabriques, celle de M. Pilon, à la Ville-en-Bois, a également

modifié son ancien systéme, et emploie aujourd'hui la vapeur en place de chevaux.

Les os nécessaires pour subvenir à l'approvisionnement de ces fabriques sont tirés de
Nantes et du département : la quantité, pour la
Loire-Inférieure seulement, s'élève à 871,164
kilogrammes. On verra que les départements
limitrophes, Maine-et-Loire, Ile-et-Vilaine, la
Vendée, la Sarthe, la Mayenne, Indre-et-Loire,
contribuent à cet approvisionnement pour une
masse de 628,836 kilogrammes.

Mais je dois tout d'abord énoncer les faits
qui peuvent servir de preuve à ma première
assertion, et justifier ce que j'ai déjà avancé, que
la quantité d'os verts, soumise à la carbonisation
dans les fabriques établies dans notre ville,
s'élève annuellement à 1,500,000 kilog.

En effet, d'après le relevé des registres de
l'abattoir et de l'octroi, la consommation de la

viande de boucherie à Nantes, tant en bestiaux tués à l'abattoir de Nantes qu'en animaux tués *extrà-muros* et qui entrent en quittance, s'élève, année moyenne sur cinq années, à 2,669,290 kilogrammes. Si l'on ajoute à ce chiffre la consommation de la viande dans le département, le poids des chevaux abattus, dont on commence à utiliser les os, il en résulte, comme poids total de viande de toute espèce, le chiffre de 5,338,580 kilogrammes, dont le quart représenté en os verts, équivaut à 1,334,655 kilogrammes; on estime qu'il s'en perd environ le tiers : il reste donc, pour l'alimentation des fabriques, 887,764 kilogrammes, sur lesquels il faut encore défalquer les os employés à la boutonnerie, dont on peut, avec certitude, porter le chiffre, pour les ateliers existant à Nantes, à 18,600 kilogrammes, y compris les os de trumeau ou de cuisse de bœuf utilisés à la tabletterie; déduisant cette dernière quantité, on a, pour Nantes et son département, la somme des os propres à la carbonisation, savoir : 871,164 kilogrammes qui, réduits en charbon propre à l'usage de la raffinerie, et ayant perdu dans cette opération le tiers de leur poids, laissent un chiffre de 580,776 kilogrammes. Ce charbon, vendu 20 francs les 50 kilogrammes, représente, pour Nantes et le département seulement, la somme de 232,230 francs.

Mais, d'un autre côté, j'ai dit que la consommation des brûleurs d'os s'élève annuellement à 1,500,000 kilogrammes : or, ils ne peuvent atteindre ce chiffre, qu'en tirant par année, des départements circonvoisins, mentionnés ci-dessus, 628,836 kilogrammes d'os verts ; à cette masse d'os, réduite par la combustion à 419,224 kilogrammes, si j'ajoute les 580,776 kilogrammes d'os recueillis dans le département, j'aurai donc pour totalité des charbons fabriqués à Nantes, 1,000,000 kilogrammes.

Ces produits carbonisés, vendus aux raffineurs aux prix cotés ci-dessus, composent, avec les valeurs précédentes, une somme de 400,000 fr. pour la totalité des os convertis en charbon.

On voit par là que cette industrie, qui, il y a quelques années à peine, passait inaperçue, présente aujourd'hui un mouvement d'affaires de 580,000 fr. Elle croîtra encore, quand les produits locaux de la calcination des os suffiront aux besoins des raffineurs de Nantes, et que l'excédant trouvera un débouché dans les départements circonvoisins.

Le charbon animal se prépare, comme on le voit, avec les os que l'on se procure dans les grandes villes et dans les campagnes adjacentes, mais principalement dans les villes, où la consommation de la viande est beaucoup plus considérable. Là, une multitude de gens connus sous le nom de chiffonniers, ramassent parmi les débris jetés sur la rue, les os

de cuisine; puis d'autres individus, qui font également le commerce de chiffons, les achètent de
la main des chiffonniers proprement dits pour
les revendre dans quelques grandes villes,
Paris, Lyon, par exemple, à des fondeurs :
ces derniers s'occupent d'extraire des os le
suif ou graisse, puis, après leur avoir fait subir
cette première opération, ils les livrent aux
fabriques de charbon d'os ou de sel ammoniac. Nantes ne compte qu'un seul individu
qui s'occupe d'extraire ce suif.

Dans les campagnes de notre département,
ce mouvement commercial s'opère à peu près
de la même manière, et, chaque semaine, soit
chez les marchands de chiffons, ou directement
chez les brûleurs d'os, arrivent à Nantes des
quantités assez considérables d'os verts de
nos campagnes, par l'entremise des commis-
sionnaires de chaque localité.

Cette opération pour les autres départements

se fait un peu plus en grand, quoique le point de départ et les conditions soient les mêmes. Ainsi, les os, d'abord épars chez les malheureux qui les ont recueillis sur la voie publique, sont accumulés dans un lieu de dépôt, grâce aux soins d'un commissionnaire, qui se charge en outre de les expédier aux brûleurs d'os sur les demandes qui lui en sont faites.

La calcination des os, débouillis ou non, s'opère en vase clos. Deux procédés sont suivis pour obtenir le charbon d'os : par l'un, celui où les cylindres sont employés, on recueille les produits liquides qui résultent de la décomposition des os.

En suivant l'autre procédé, les produits qui se volatilisent, s'échauffent, brûlent et contribuent à la carbonisation.

CHAPITRE IX.

—

PAR SUITE DE LA NON-EXÉCUTION DES CONDITIONS IMPOSÉES AUX ÉTABLISSEMENTS INSALUBRES OU INCOMMODES, LE CONSEIL CENTRAL RÉCLAME LA CRÉATION DE LA PLACE D'UN INSPECTEUR DE LA SALUBRITÉ.

—

Depuis 1827, quatre-vingts demandes d'autorisation pour établir des machines et chaudières à vapeur dans la ville de Nantes ont été accueillies, bien que le conseil se soit toujours déclaré pour la réunion de toutes les industries dans un seul centre. Il serait trop long ici d'énumérer l'emploi et le but de toutes ces machines. Je ne puis mieux faire que de renvoyer le lecteur au tableau dressé à ce sujet dans le rapport général du conseil central de salubrité 1844.

On a pu voir par ce qui précède combien depuis l'institution du conseil de salubrité, le nombre des établissements classés s'est accru, et combien aussi l'usage des machines à vapeur est venu multiplier les travaux déjà si variés, si nombreux du conseil. Indubitablement, il faut reconnaître que le conseil, qui déjà est entré dans la voie des grandes réformes, et qui n'a jamais manqué de les signaler à l'autorité, va se trouver naturellement conduit à s'occuper des différents systèmes admis dans les machines à vapeur, à rendre compte des dangers et des inconvénients que chacun d'eux peut présenter pour la sûreté publique. Il est vrai que ces inconvénients et ces dangers, qui peuvent résulter ou de l'emploi des machines, ou des effets de la fumée, deviennent presque impossibles, lorsque les sages mesures prescrites par les règlements sont fidèlement exécutées. Mais je reviens au but de mon examen.

Dans le rapport général du conseil central

de salubrité, adressé au sage et habile administrateur du département, M. Chaper, en 1843, on trouve que le conseil fut appelé à émettre son avis sur un établissement nouveau qui, par sa nature, se trouve classé dans la première classe, en raison de sa mauvaise odeur et des dangers du feu. Voici à quel sujet : M. M... J. demanda à établir, au Lion-d'Or, commune de Saint-Sébastien, sur la route de Clisson, une fabrique de cuirs vernis.

Le conseil, avant de motiver son avis, dut prendre une connaissance exacte des procédés de fabrication de M. M... J., auquel, d'un avis unanime, il donna son adhésion, à la condition toutefois que celui-ci prendrait les précautions suivantes :

1º Que la fenêtre de la chambre destinée à l'étuve, et donnant sur la grande route, fût exactement et hermétiquement fermée à demeure ; que l'étuve n'eut qu'une seule entrée par le jardin ;

2° Que le sieur M... J. ne fît pas plus de six cuites d'huile par an.

L'autorité se réservait de faire procéder à une nouvelle enquête, si des plaintes venaient à signaler des contraventions aux dispositions prescrites par le conseil. On voit que par ces sages mesures, les honorables membres de la salubrité savaient concilier et les intérêts de l'industrie, et le droit de la salubrité publique.

Cette réserve dans laquelle le conseil venait de placer l'autorité, lui fournit l'occasion d'appeler son attention toute spéciale sur la nécessité de la création d'un *inspecteur de salubrité, chargé de vérifier, de temps à autre, si les prescriptions de l'autorité et les avis émis par le conseil, sont exactement et ponctuellement suivis, et si l'on ne sort pas parfois des limites des permissions accordées.*

Le conseil appuya la nécessité de la création d'un inspecteur de salubrité, des raisons qui suivent ; je laisse parler le conseil.

« Le 21 mars 1842, M. le maire de Nantes
» invitait le conseil de salubrité, à lui donner
» son avis sur une fabrique de fécule de
» pommes de terre et autres, que l'on se
» proposait d'établir sur le quai de Versailles,
» près du *Pont-Morand;* et nous engagions
» ce magistrat à lui donner l'autorisation,
» mais dans les limites de la demande for-
» mulée, en spécifiant :

» 1° Que, sous aucun prétexte, le péti-
» tionnaire ne pourrait, sans s'exposer à
» perdre immédiatement son autorisation,
» fabriquer de la fécule par fermentation ;

» 2° Que ses eaux de fabrique devraient
» être écoulées dans l'Erdre, ou dans un

» égoût s'y rendant, et non se perdre dans
» les flaques d'eaux voisines ;

» 3° Qu'il ne conserverait pas, dans son
» usine, de substances en fermentation, et
» qu'il se débarrasserait au plus vîte de ses
» gluten ;

» 4° Que l'autorité se faisait une réserve
» pour les faits imprévus de cette industrie
» nouvelle à Nantes, afin qu'ils fussent sou-
» mis, au besoin, au contrôle du conseil.
» *Voilà qui était bien explicite,* ajoute le
» conseil.

» Cependant, le 21 avril 1843, M. le maire
» de Nantes nous écrivait que M. le préfet
» avait reçu des plaintes exprimant qu'on
» avait formé une amidonnerie, qui appar-
» tient à la première classe des établissements
» insalubres, et qui ne peut être autorisée que
» par ordonnance royale, à la place d'une

» féculerie, rangée dans la troisième classe
» et soumise à l'autorisation du préfet, ce
» que ce magistrat avait fait, par son arrêté
» du 17 juin 1842. On représentait en outre
» que, contrairement aux dispositions de cet
» arrêté, les eaux de fabrique étaient versées
» dans les flaques du voisinage.

» Lors de la visite que nous fîmes de
» cet établissement, nous reconnûmes que
» tous les faits exprimés dans la réclama-
» tion qui vous avait été adressée étaient
» de la plus exacte vérité, et que, sur tous
» les points, l'industriel incriminé se trouvait
» en contravention avec les conditions qui
« lui avaient été imposées.

» Bien plus, il conservait, contre les dis-
» positions de votre arrêté, le gluten et
» autres résidus ; et pour en tirer parti,
» il avait, de sa propre autorité, ajouté à
» son établissement une porcherie, qui est

» rangée dans la première classe , et ne
» peut, dès-lors être autorisée que par or-
» donnance royale ; nous y avons compté
« 20 porcs , dont les ordures ajoutaient
« beaucoup encore aux émanations repous-
« santes du gluten en fermentation , et de
« l'eau corrompue retenue dans les flaques
voisines. »

Pour faire mieux ressortir encore l'importance de la création nouvelle d'un *inspecteur de
salubrité*, réclamée avec une persévérance si
digne et si désintéressée, suivons encore un
instant le conseil appelé à donner de nouveau
son avis dans une demande de commodo et
d'incommodo du sieur A.

» La question subsidiaire était celle – ci :
» M. A. ne pourrait-il pas dépasser les limites
» de sa demande , et créer des produits
» destinés à quelques fraudes, soit des eaux-
» de-vie, soit des glucosses ? Cette face de

» la question, ajoute le conseil, a fait sentir
» de nouveau l'utilité d'un inspecteur de la
» salubrité et des établissements industriels
» du département, non seulement dans l'in-
» térêt de l'administration, mais encore dans
» l'intérêt du commerce de notre place, qui
» souffre toujours de la défiance que les
» opérations frauduleuses, font subir à ses
» transactions.

» On se rappelle encore, ajoute le conseil,
» combien à Nantes la falsification du vinaigre
» au moyen d'acide sulfurique, par un seul
» fabricant, à failli nuire, et a nui même
» de prime-abord aux commerçants les plus
» honorables. »

En 1844, un industriel, qui avait demandé
l'autorisation de faire de la gélatine, fut surpris
par le conseil faisant du petit suif.

Le zèle du conseil central de salubrité à

signaler les moyens d'améliorations pour toutes les branches d'industrie, en entrant dans tous les détails nécessaires, mais en ménageant toutefois les secrets de l'industriel, sans jamais compromettre les droits de l'autorité, pas plus que ceux de la salubrité publique, est au-dessus de tous éloges.

Il serait trop long de donner ici les noms de toutes les industries auxquelles le conseil est venu en aide, et pour lesquelles ces industriels doivent au conseil des perfectionnements, tant au point de vue des procédés de fabrication, que sous le rapport des conditions de sûreté publique ou de salubrité, sans lesquels ces établissements ne sauraient jamais être exploités.

Le plomb, ramené sous toutes les formes, soit comme plomb de chasse laminé, étiré, de de céruse et de minium, a vivement préoccupé la juste sollicitude du conseil, par rapport aux malheureux ouvriers qui, journellement, dans ces fabriques, sont assujettis à des maladies plus ou moins graves, lesquelles nécessitent leur entrée à l'Hôtel-Dieu de Nantes,

Trois à quatre industriels, dans notre belle cité, exploitent seuls ce genre d'industrie, si utile aux arts, mais si dangereuse, lorsqu'elle n'est pas entourée de toutes les précautions que réclame la sagesse.

Le gouvernement, qui avait engagé le conseil de salubrité de Paris à rédiger une instruction qui fît connaître les meilleures règles d'hygiène à suivre dans les fabriques, en reçut les dispositions suivantes, dans l'année 1844, savoir :

1° Etablir une bonne ventilation dans les ateliers;

2° Exiger des ouvriers un extrême propreté,

les forcer à se laver les mains et la figure, soit avant de manger, soit avant de sortir de l'atelier; leur interdire de prendre leurs repas dans l'atelier, et combattre par les raisonnements leur insouciance pour les dangers qui les menacent à chaque instant;

3° Employer des moyens convenables pour qu'au moment de la séparation des écailles de plomb des lames de ce métal, il se produise le moins de poussière possible (l'emploi du cylindre, proposé par M. d'Arcet, peut remplir cette indication);

4° Isoler les moulins et les bluttoirs de l'atelier, et les entourer de bâtises en bois qui retiendront les parties les plus tenues.

5° Exiger, lorsqu'il y a de la poudre de céruse en suspension dans l'atelier, que les ouvriers se couvrent la bouche et le nez avec un mouchoir légèrement humecté;

6° Attacher un médecin à la fabrique, afin de prévenir l'intensité des maladies qui s'y déclareraient, en examinant souvent les ouvriers dans le but de reconnaître, si quelques-uns d'entre eux présentent des symptômes précurseurs de la maladie [1], et forcer ceux de ces ouvriers, chez lesquels on remarquerait de pareils symptômes, à s'abstenir de tout travail, jusqu'à ce que le médecin ait déclaré qu'ils peuvent, sans inconvénient, reprendre leurs occupations ordinaires ;

7° Obliger les ouvriers à porter des blouses qu'ils devront laisser dans l'atelier à leur sortie, et faire laver ces blouses de temps à autre ;

8° Renvoyer de l'atelier tout ouvrier qui se livrerait à la débauche et à l'ivrognerie ;

9° Essayer de faire contracter aux ouvriers l'habitude de boire chaque jour, en sortant de l'atelier, un verre d'eau hydro-sulfurée, destinée à neutraliser les effets de la céruse qui aurait pu être absorbée.

Le conseil de salubrité de la Loire-Inférieure, dans une question aussi grave, n'est point resté en demeure, car à la page 48 de son rapport général 1845, il s'exprimait ainsi : « . . . . . Après avoir énuméré les établissements qui existent à Nantes et les dangers auxquels sont exposés les ouvriers employés dans ces fabriques.

» . . . . . Nous croyons qu'une surveillance active serait nécessaire dans ces établissements, dont quelques propriétaires sont exposés à faire passer les besoins de leur intérêt avant les précautions que réclament la prudence et l'humanité. Mais cette surveillance, le *conseil ne peut l'exercer directement, comme il ne peut non plus, chaque jour, s'occuper de savoir si les industriels de Nantes et du département se soumettent aux conditions de leur autorisation.* »

La création d'un inspecteur des établissements incommodes et insalubres, nous paraît donc nécessaire; cet inspecteur, pris parmi les hommes qui ont étudié les sciences, et surtout la chimie, ferait de fréquentes tournées, et surveillerait constamment les industriels dont les voisins se plaignent, ou ceux encore dont les ouvriers tombent souvent malades.

Postérieurement à ce travail, on voit, dans le compte-rendu des travaux du conseil, que la mission de l'inspecteur de la salubrité ne doit pas se borner à l'étude des moyens propres à garantir le voisinage des dangers ou des inconvénients des fabriques ; qu'elle doit s'étendre encore à ceux qui pourraient en préserver les ouvriers eux-mêmes.

C'est dans cette intention que l'administration municipale s'est empressée déjà de seconder les vœux du conseil, et qu'elle s'empressera toujours de fournir à ses honorables membres tous les renseignements annuels statistiques, propres à faire connaître et à prévenir les dangers attachés aux fabriques, et qui menacent particulièrement les ouvriers cérusiers.

Mais en reconnaissant tant de louables efforts, hâtons-nous de dire, avec les membres du conseil central de salubrité, que toutes les tentatives et les prescriptions de l'autorité seront souvent insuffisantes et même sans aucun résultat, si, selon la demande que le conseil en a faite déjà plusieurs fois, l'autorité supérieure ne choisit pas un inspecteur de la salubrité, probe, actif, éclairé, destiné à la renseigner à tout moment sur des faits émanant des ateliers en géneral.

Nantes, qui, parmi les villes de France, fut une des premières à comprendre l'importance d'un conseil de salubrité, ne restera point en arrière, tout porte à le croire, des perfectionnements apportés partout à cette utile institution.

Il appartient au premier magistrat du département, le très-honorable M. Chaper, à qui déjà la reconnaissance publique est si redevable, d'attacher encore le premier son nom à la création de la place d'un inspecteur de la salubrité publique à Nantes.

FIN DE LA PREMIÈRE PARTIE.

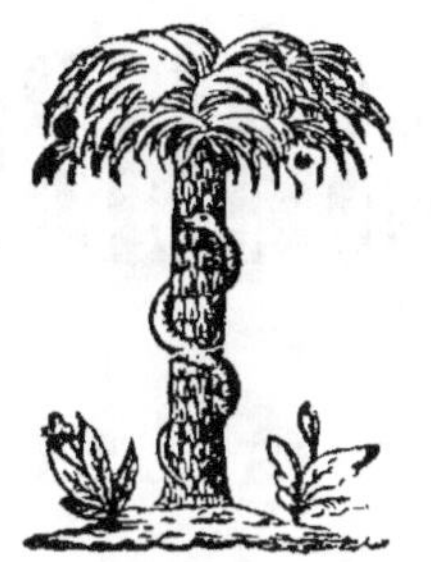

SOPHISTICATIONS

DES

SUBSTANCES ALIMENTAIRES

MOYEN DE LES RECONNAITRE,

PRÉCÉDÉ DE

L'ORIGINE ET L'HISTOIRE DE LA SALUBRITÉ EN FRANCE.

10

DEUXIÈME PARTIE.

SOPHISTICATIONS

DES

SUBSTANCES ALIMENTAIRES;

MOYEN DE LES RECONNAITRE.

BONBONS COLORÉS.

En 1827, le collège de santé de la ville de Zurich, à l'occasion de l'empoisonnement d'un enfant de cinq ans par des bonbons colorés, publia quelques conseils sur les dangers résultant de l'emploi de ces bonbons.

En 1828, Barruel, chimiste-préparateur du cours de chimie de la Faculté des sciences, dans le but de connaître la nature de la belle couleur verte appliquée sur la surface des dragées d'un des premiers confiseurs de la capitale, les soumit à l'analyse, et constata que cette teinte n'était due qu'à une quantité d'arsenite de cuivre vert de Schwanfurh.

En 1829, M. Gautier-Claubry, chimiste de Paris, fut invité par M. le préfet de police à analyser des bonbons et des joujous sucrés, venus d'Allemagne, et trouva également la présence d'arsenite de cuivre.

L'arsenite de cuivre, sel excessivement dangereux, n'était pas seul employé par les confiseurs, il y a quelques années, pour la coloration de leurs bonbons : ils étaient également dans l'usage d'utiliser le chromate de plomb mélangé à une certaine quantité d'indigo, pour imiter le vert-pistache.

Par suite de l'emploi de substances aussi délétères , le conseil de salubrité de Paris proposa au préfet de police les mesures suivantes :

1° De défendre d'employer, pour colorer les bonbons, toutes les matières colorantes tirées du règne minéral, à l'exception de quelques oxides de fer, ou de laques à base de ces oxides et de bleu de Prusse, qui peuvent être employés sans danger.

Parmi les substances végétales, il faudrait sévèrement proscrire la gomme gutte, avec laquelle on colore certains bonbons en jaune ; cette substance est un purgatif drastique, même à faible dose : elle ne peut être mise en contact avec la surface interne de l'estomac ou des intestins, sans l'irriter d'une manière fâcheuse.

L'orseille doit être proscrit, en raison de

l'urine putréfiée qui entre dans sa composition, ou bien encore en raison de l'oxide d'arsénic et du peronyde de mercure, que certains fabricants font entrer dans la préparation de cette substance.

Le conseil propose les moyens suivants de coloration : 1° Les laques de cochenille, le carmin, les laques de bois d'Inde, fourniront les teintes violettes ; les laques de graine de Perse, de graine d'Avignon, de Gaude, leur donneront les couleurs jaunes nécessaires. Par le mélange de ces substances diverses, ils arriveront à obtenir toutes les nuances qu'ils pourront désirer.

Ainsi, avec la laque de graine de Perse et le bleu de Berlin, ils atteindront un vert beaucoup plus beau qu'aucun vert minéral ; avec les laques de cochenille, le carmin et le bleu de Prusse, ils obtiendront toutes les nuances violettes.

Il serait également à désirer que la plus scrupuleuse attention présidât à l'emploi des papiers dont les confiseurs enveloppent les bonbons. Ces papiers sont généralement vénéneux, en raison des substances métalliques dont ils sont imprégnés pour leur donner une couleur vive et agréable, telles que l'arsenite de cuivre, le chromate de plomb, le minium, le jaune de Naples, les papiers blancs lissés contiennent également des proportions considérables de carbonate de plomb.

Le conseil central de salubrité de la Loire-Inférieure crut devoir également, par sa lettre du 27 octobre 1828, appeler l'attention de l'autorité sur une pareille coutume.

Pourquoi une inspection toute particulière n'aurait-elle pas lieu à Nantes comme à Paris à ce sujet? Le conseil de salubrité peut signaler les abus; l'autorité peut seule en arrêter les funestes influences. Cette inspection, comme on le voit, tomberait de droit dans les attributions de l'inspecteur de la salubrité.

CACAO.

C'est de l'arbre nommé *Théobroma*, Cacao,
qui croît dans l'Amérique méridionale, classé
selon Linné dans la polyadelphie, pentendrie,
et selon Jussieu de la famille des malvacées,
que l'on extrait le cacao, qui n'est autre chose
que la semence de cet arbre.

Dans le commerce, on distingue plusieurs espèces de cacao, savoir : le cacao-caraque, qui est le plus estimé; le cacao des Antilles; les cacaos Gayaquil, Maragnan, Surinam, Berbiche, appelés ainsi des lieux d'où on les apporte.

C'est du mélange de quelques-unes de ces espèces, fait en proportion convenable, que l'on obtient une préparation alimentaire excessivement recherchée. Pour y parvenir, on commence par torréfier les amandes de cacao, afin de leur enlever une légère odeur de moisi qu'elles peuvent avoir, les priver d'humidité, et diminuer encore leur âcreté; puis on broie ces amandes ainsi torréfiées avec du sucre et des aromates.

Les Espagnols, lors de la conquête du Mexique, en trouvèrent l'usage établi chez les naturels, et l'introduisirent en Europe. Les proportions qui paraissent les plus convenables à la qualité

du chocolat, sont trois parties cacao Maragnan, deux parties de cacao caraque.

Dans toutes les villes de France, on trouve
des chocolats plus ou moins altérés, soit avec
des fécules, des farines, et quelquefois même
avec la poudre entièrement inerte des cóques
de cacao, qui n'en changent que peu la saveur,
et qu'une incorporation très-exacte empêche
de reconnaître à la simple vue.

Cependant, lorsqu'on prépare à l'eau le chocolat falsifié par la fécule, il s'épaissit à un tel
point, que par le refroidissement, il finit par se
prendre en gelée, et par l'ébullition, il laisse encore dégager une odeur de gomme cuite.

Il est d'autres fabricants qui enlèvent au
chocolat son beurre de cacao : pour y parvenir,
ils exposent le cacao broyé sur des pierres in-
clinées et fortement chauffées, puis ensuite lui
rendent le liant qu'il a perdu par cette opéra-

tion à l'aide du suif de veau, de l'huile d'amandes douces. Cependant, ce chocolat demande à être consommé promptement, en raison de la rancidité qu'il contracte bientôt.

D'autres fabricants remplacent journellement la vanille par du storax calamite, du benjoin ou du baume de Tolu, ou par du vanillion; enfin, la canelle de Ceylan par celle de Chine.

Le palais et l'odorat peuvent être, pour les personnes habituées à faire usage de bon chocolat, un moyen aussi certain que les procédés chimiques en pareille matière.

Dalh, professeur de chimie de l'université de Kœnisgsberg, avait avancé que 100 parties de cacao contenaient 10,91 d'amidon ou fécule. Mais, plus tard, le pharmacien Delcher, à Castillon, prouva que le cacao ne contenait pas de principe amylacé. En conséquence, une commission prise dans le sein du conseil de salubrité de Paris fit des expériences, et il résulta des essais de ces savants que le moyen de reconnaître si du chocolat contient de la fécule ou de la farine est le suivant :

Prenez quatre grammes de chocolat, traitez-les par 250 grammes d'eau à l'aide de l'ébullition, filtrez la liqueur bouillante, et traitez-la ensuite par la teinture alcoolique d'iode. Cette teinture donnera une couleur bleue plus ou moins foncée, si le chocolat contient de la farine ou de la fécule.

Une remarque assez importante mérite d'être consignée ici, c'est que le chocolat parfaitement broyé, présente, lorsqu'on le place dans les moules, en hiver, une cassure nette et brillante, tandis qu'en été, broyé de la même manière, il a une cassure graveleuse et blanchâtre. Ce changement dans la cassure est dû aux influences de température, qui y déterminent une modification dans l'arrangement symétrique des molécules : d'où la conséquence que cet indice ne saurait être la preuve d'un chocolat falsifié.

CAFÉ.

———

Le café est la semence d'un petit arbre de l'Arabie-Heureuse, nommé *Caffœa Arabica* (*Rubiacés*, *Juss.*, *Pentendrie Monogynie L*). Les Arabes et les Persans en faisaient leurs délices, bien avant que nous en connussions l'origine ; son usage s'introduisit à Constantinople, puis en Italie en 1645, et à Paris dans l'année 1669.

En 1690, les Hollandais en firent venir quelques pieds de Moka à Batavia ; de ce lieu, un pied de caféier fut transporté à Amsterdam dans les serres du jardin botanique : il y réussit. A la paix d'Utrecht, les Hollandais firent présent à Louis XIV d'un caféier issu de celui d'Amsterdam ; placé au jardin des plantes à Paris, il s'y multiplia. Plus tard, le gouvernement français conçut le projet d'implanter le café aux Antilles, et à cet effet en confia trois pieds aux soins du capitaine Duclieux ; deux pieds du caféier périrent en route, un seul restait, mais l'équipage manquait d'eau. L'honorable Duclieux, aussi jaloux d'être utile aux intérêts de son pays que fier d'attacher son nom à une action toute d'honneur, partagea sa ration d'eau avec le seul plant de caféier qui lui restait ; grâce à tant de soins, il le transporta vivant à la Martinique, où le climat lui fut tellement favorable, que cette plante s'y multiplia en peu d'années d'une manière prodigieuse.

Le café, avant d'être employé à former l'agréable boisson qui porte son nom, a besoin d'être torréfié. Cette opération demande des des soins et de l'habitude. On pousse ordinairement la torréfaction jusqu'à ce que la surface des grains devienne luisante, ce qui indique que l'huile commence à se séparer, après quoi les limonadiers sont dans l'usage de jeter du beurre sur les grains ainsi torréfiés, afin d'empêcher, au moyen de cette enveloppe, l'arome de s'en échapper.

L'odeur qui se développe, en torréfiant le café, peut, jusqu'à un certain point, servir de mesure à sa torréfaction : car, si l'on va trop loin, l'odeur qui s'en exhale alors devient moins agréable, et le café acquiert, par là, une saveur charbonneuse.

Ainsi, comme on le voit, la torréfaction du café a pour effet de déplacer l'huile et son arome, si agréable, tout en y développant un peu de tanin, qui en augmente la saveur et le rend plus tonique.

L'infusion du café, prise chaude, est un stimulant des plus énergiques, qui a tout l'avantage des boissons spiritueuses, sans en avoir les inconvénients, c'est-à-dire qu'il ne cause ni l'ivresse, ni les accidents qui l'accompagnent; au contraire, son action sur le système nerveux, et, par réaction, sur le système circulatoire, est telle, qu'on se sent plus agile, plus dispos, l'imagination plus vive, la pensée plus libre.

L'emploi du café, comme tout le monde le sait aujourd'hui, est devenu, pour un grand nombre de personnes, l'aliment nécessaire, indispensable, du matin; la consommation immense qui s'en fait annuellement n'a pas laissé d'exciter la rapacité habituelle de certains individus, qui ont cherché à refaire des cafés avariés ou repéchés, à l'effet de les livrer au commerce avec des cafés de bonne qualité.

Indépendamment de cette première manœuvre, le café de bonne qualité est souvent allongé de café épuisé qu'on recueille après l'avoir fait sécher. Ce fait est venu à la connaissance du public par suite d'un procès qui s'éleva entre les sieurs L... et D.... Il fut prouvé que l'un des frères L..., négociant de ***, était allé à Paris pour y acheter des débris de substances diverses, telles que les poussières de semoule, de vermicelle, qui devaient être colorées et mêlées au café ; mais ayant reconnu qu'il n'atteignait pas par là le but qu'il se proposait, il se mit en relation avec les garçons limonadiers pour obtenir d'eux tous les marcs de café qu'ils pourraient réunir ; pendant un mois, un homme et une charette furent employés à recueillir ces moyens de fraude.

Enfin, le café est allongé encore par le mélange des racines de chicorée, de betterave, de
carotte, des semences de fèves, de pois poin-
tus, de seigle.

Tous ces produits, il est vrai, ne peuvent être
nuisibles à la santé, mais ils n'en sont pas moins
vendus pour ce qu'ils ne sont pas, et substitués
à un produit d'un prix plus élevé et dont ils ne
peuvent remplacer les effets salutaires.

Plus tard, en traitant de l'huile d'olive, je
serai à même de signaler le diagomètre, ou ap-
pareil de conductibilité électrique de M. Rousseau. Des recherches sur l'état moléculaire de
certaines substances ont mis à même ce savant
d'établir de nouveaux faits qui sont dignes de
fixer l'attention.

Ainsi le café torréfié, conduisant très-bien
l'électricité, devient tout à fait isolant; lorsqu'il
est moulu, la chicorée qu'on y ajoute étant un

excellent conducteur, les mélanges de cette substance y sont facilement reconnus.

M. Chevalier, chimiste, propose le moyen simple que voici, de reconnaître le café mêlé de chicorée. « Du café mêlé de chicorée étant jeté, dit-il, par pincée sur un verre d'eau, la chicorée absorbe l'eau et tombe au fond, ce qui n'arrive pas pour le café qui s'impreigne plus lentement du liquide. »

CIRE DES ABEILLES.

La cire est une substance jaune, possédant une odeur particulière, agréable, tirant sur le miel; c'est la matière qui compose les rayons dans lesquels les abeilles déposent les œufs, et le miel qui doit les nourrir pendant l'hiver.

Contrairement à l'opinion avancée par Réau-
mur, que la cire était le produit du pollen des
fleurs récolté par les abeilles ouvrières, Bonnet
de Genève, dès 1768, annonça que la cire était
une sorte de sécrétion, qui s'opérait sous les
anneaux du ventre des abeilles.

En 1768, Hunter dit avoir découvert les
organes destinés à cette sécrétion.

Un autre naturaliste, M. Huber, affirma cette
découverte, et prouva que le pollen des fleurs
était inutile à la production de la cire. Il con-
firma cette assertion en renfermant un nouvel
essaim d'abeilles, pendant cinq jours dans leur
ruche, et en leur donnant seulement à discrétion du miel et de l'eau. Au bout de ce temps
elles avaient fabriqué cinq rayons de la plus
belle cire, d'un blanc parfait, et d'une grande
fragilité.

On blanchit la cire, à l'air humide, à la lu—

mière, ou en la mettant en conctact avec une solution de chlorite alcalin.

La cire est blanche; elle n'a ni odeur, ni saveur; sa densité est de 0,960, elle entre en fusion complète à 68°. L'eau est sans action sur elle, l'alcool bouillant en dissout une partie qui se précipite par le refroidissement.

Les acides faibles ont peu d'action sur elle, cependant elle est saponifiée en partie par les alcalis caustiques.

La cire dans le commerce se trouve souvent falsifiée avec des résines, du galipot, du suif de mouton et de la fécule, mais ces substances lui donnent une odeur désagréable, et une consistance onctueuse.

Deux procédés sont en usage, pour séparer la fécule de la cire : le premier consiste à laisser fondre la cire sur un feu doux : cette fusion opérée, la fécule tombe au fond du vase ; le deuxième procédé consiste à faire fondre la cire suspecte dans huit à dix fois son poids d'essence de térébenthine : la cire se dissout dans cette essence volatile , et la fécule reste au fond du vase.

Les ciriers, dans le but de rendre à la cire blanche la partie onctueuse que l'opération du blanchîment lui a enlevé, y ajoutent au moment de la fondre une certaine proportion de suif, mais quelquefois cette proportion est outre mesure ; il faut choisir la cire blanche sèche et cassante non adhérente au doigt, et ne laissant jamais à la bouche, après l'avoir mâchée, une saveur de suif.

EAU DE FLEURS D'ORANGER.

Les eaux de fleurs d'oranger qui arrivent de Malte et de Provence, par stagnons, sont en général le produit de la distillation, non seulement des fleurs, mais encore des feuilles et des fruits.

Ces eaux, dont on peut apprécier facilement la différence avec celles généralement vendues et préparées chez les pharmaciens d'après le codex, ont une odeur analogue à celle de la feuille d'oranger, lorsqu'on la brise entre les doigts, indépendamment d'une saveur et d'une amertume assez prononcée.

Ces eaux contiennent souvent de l'acide acétique à l'état de liberté, dont la quantité est assez considérable pour être facilement appréciable au goût et par le papier de Tournesol. On comprend dès-lors, qu'en contact avec les stagnons de cuivre dans lesquels elles nous arrivent, qui souvent sont mal étamés, l'acide acétique qu'elles renferment réagissant et dissolvant de ce métal à l'état d'oxide, communique à celle-ci une saveur métallique très-désagréable, et qui peut avoir sur la santé les conséquences quelquefois les plus funestes. Déjà cette particularité a été signalée à l'autorité par les conseils de salubrité de Paris et de Nantes.

Quoi qu'il en soit, on reconnaît la présence du cuivre dans l'eau de fleurs d'oranger par la solution de cyanure de fer et de potassium, qui y produit une teinte rouge-marron ; par l'acide hydro-sulfurique, qui lui donne une teinte noirâtre, et par l'ammoniaque, qui la rend bleuâtre.

EAU-DE-VIE.

—

L'eau-de-vie est le produit de la distillation
du vin et des liqueurs spiritueuses fermentées ;
mais dans ce cas on est dans l'usage, commer-
cialement parlant, d'y joindre le nom de la
substance d'où on la retire : ainsi, eau-de-vie

de grain, eau-de-vie de pommes de terre, etc. Ces liquides en général ne sont que de l'alcool étendu d'eau, et dont les diverses proportions constituent son degré, plus une matière *sui generis*, qui donne à chaque produit de la fermentation l'odeur et la saveur qui les différencie.

L'eau-de-vie marque de 15 à 22°, à l'aréomètre de Cartier : c'est un liquide qui acquiert, en vieillissant dans les barriques de chêne, où, selon l'habitude du commerce, on a l'usage de le conserver, une teinte ambrée. L'eau-de-vie doit avoir une saveur chaude, mais agréable, qui se modifie par le temps. Les eaux-de-vie les plus estimées sont celles qui proviennent d'Aix, de Cognac, de Montpellier, d'Orléans.

La généralité des eaux-de-vie, vendues par le commerce de détail, sont des esprits coupés et ramenés avec l'eau à 18 à 20°, colorés ensuite à l'aide du caramel. On conçoit combien ces eaux-de-vie, qui présentent tous les caractères physiques et le degré de la bonne eau-de-vie, sont loin néanmoins d'avoir l'arome et la saveur des eaux-de-vie naturelles, pures ; il est inutile de dire que les gourmets savent fort bien en faire justice.

Les distillateurs, dans le but de faire passer pour forte une eau-de-vie faible, et dans le but aussi de la rendre plus chaude et plus piquante, y font macérer du poivre, du poivre long, du gingembre, de l'ivraie.

Les moyens de reconnaître ces sophistications sont les suivants :

1° On apprécie au moyen de l'aréomètre la force réelle de l'eau-de-vie ;

2° En plaçant et chauffant dans un vase, dont la capacité est connue, un poids quelconque d'eau-de-vie, y mettant le feu dès qu'elle commence à s'évaporer, la laissant brûler jusqu'à ce que la flamme s'éteigne d'elle-même. On peut juger par la quantité d'eau restante la somme d'eau-de-vie. Si le liquide aqueux qui reste, et qui le plus souvent est légèrement laiteux, conserve une saveur âcre et brûlante, qui n'a aucune analogie avec l'eau-de-vie, on a par là la preuve matérielle que cette eau-de-vie est animée à l'aide de substances excitantes.

L'eau-de-vie est encore animée à l'aide de la feuille de laurier-cerise, ce qu'on reconnaît facilement par l'odeur d'amandes amères, qui s'en exhale à l'évaporation dont je viens de parler.

Je viens tout à l'heure de signaler la coloration que les barriques de chêne communiquent aux eaux-de-vie, coloration due aux principes extractifs et à l'acide tanique :

on reconnaît facilement, à l'aide de quelques gouttes d'une solution de persulfate de fer, qui les noircit, les eaux-de-vie ainsi colorées ; tandis que celles teintes avec du caramel ne changent pas de couleur, par leur contact avec ce réactif.

Je dois encore mentionner ici que beaucoup d'eaux-de-vie du petit commerce décèlent, à l'analyse, la présence d'oxide de cuivre, sel essentiellement nuisible. En versant quelques gouttes d'ammoniac liquide, dans un verre à liqueur à moitié rempli de cette eau-de-vie, à l'instant même, elle est colorée en bleu.

En 1837, le docteur Krauss, de Dusseldorf, adressa à l'académie un mémoire sur les propriétés de l'esprit de pommes de terre, et ses funestes effets sur l'économie animale.

Il démontra qu'en Europe l'eau-de-vie de

pommes de terre sert de boisson à la classe inférieure, et de base à la fabrication des liqueurs; que ce sont les substances étrangères à l'élément alcoolique qui déterminent les accidents graves signalés sur l'économie animale : 1° l'huile âcre; 2° l'emploi de pommes de terre germées; 3° le mode de préparation et de rectification exécutées à l'aide de substances nuisibles.

Wildberg trouva un principe âcre volatil dans une eau-de-vie, qui produisait des étourdissements.

Wilting constata dans la liqueur alcoolique provenant de l'eau-de-vie de pommes de terre l'existence d'un principe identique à la solatine.

Un distillateur de Prusse a séparé, de l'eau-de-vie de pommes de terre, de l'acide hydrocyanique.

Le *delirium tremens*, maladie rare autrefois, est très-fréquent dans les contrées où l'on fait usage de l'esprit de pommes de terre.

FARINE DE FROMENT.

L'analyse a démontré que la farine de blé de froment contient de l'eau, de l'amidon et du gluten dans les proportions suivantes :

Humidité.	10
Gluten.	10
Amidon	73
Matière sucrée	04
Albumine.	03
	100

D'après Proust, la proportion de gluten dans la farine de seigle, s'élève à 0,05, et dans celle d'orge, à 0,03.

Le gluten, que les farines de froment renferment, sert à asseoir le titre des qualités de celle-ci. En conséquence, l'analyse a dû prendre pour base d'étude comparative des farines le gluten de préférence à l'amidon, qui s'y trouve, comme on le voit, dans le rapport de 73 pour %. Mais, comme d'autre part, l'amidon existe dans toutes les espèces de céréales et de graminées ; que ce principe se trouve dans les pommes de terre, et n'en différencie que d'une manière presque inappréciable, c'est donc avec raison que le gluten doit servir de terme de comparaison aux diverses farines entre elles.

On estime la somme d'humidité que contiennent les farines de froment, en soumettant un poids déterminé de celle-ci à une température de plus de 100^{dr}. La différence du poids, au sortir de l'étuve, indique la somme d'humidité qu'elle renfermait.

On obtient le gluten en malaxant une quantité connue de farine sous un filet d'eau, tournant continuellement la pâte dans la main, recevant sur un tamis serré l'eau qui en découle, chargée d'amidon, de matière sucrée et d'albumine, jusqu'au moment où le gluten qui reste entre les mains, sous la forme d'une masse grisâtre, molle et élastique, rend l'eau dans laquelle on le malaxe, sans trouble et dépourvue de lait.

Lorsqu'on est arrivé à ce degré, le gluten est comprimé, desséché et pesé.

Les boulangers ne devraient jamais acheter des farines sans leur faire subir cette opération : la proportion de gluten qu'on y reconnaîtrait, servirait de titre à la marchandise.

Vauquelin a émis l'opinion que la quantité de gluten contenue dans la farine pouvait être appréciée par la quantité d'eau nécessaire pour la ramener à l'état de pâte.

Les altérations des farines sont dues aux causes qui déterminent la décomposition d'une partie du gluten, ou à l'introduction de substances diverses, plus ou moins nuisibles à la santé ; tels sont : 1° le sable ; 2° la craie ; 3° le plâtre ; 4° la céruse ; 5° l'alun.

Le sable, la craie, le plâtre, la céruse, substances insolubles dans l'eau, peuvent être reconnues de la manière suivante :

Prenez un poids connu de farine suspecte, délayez-la dans douze à quinze fois son poids d'eau distillée, faites bouillir pendant quelques minutes : les principes élémentaires de la farine se dissolvent, tandis que la matière insoluble se précipite.

L'alun, substance insoluble, introduite dans la farine dans le but de rendre le pain plus blanc, se reconnaît en délayant la farine suspecte dans six à huit fois son poids d'eau distillée à froid, et en agitant et filtrant le liquide à travers un filtre de papier Josephe, au bout d'un quart d'heure de macération.

La saveur astringente de la solution filtrée indique la présence de ce sel; on peut encore la constater en traitant cette solution par le nitrate de baryte, qui donne naissance à un précipité blanc, insoluble dans les acides nitriques et hydro-chloriques; ou bien encore au moyen de l'ammoniac et de la potasse, qui donnent naissance à un précipité gélatineux soluble dans un excès de ce dernier alcali.

Lorsqu'il y a eu emploi du sulfate de cuivre ou de zinc, dans le but de raffermir la pâte des farines de médiocre qualité, ou de mieux faire lever le pain, on peut avoir recours au procédé proposé par le conseil de salubrité de Paris.

Le moyen de connaître la plus petite trace des métaux de cuivre et de zinc, introduits dans le pain, consiste à brûler le pain dans un creuset, puis à incinérer complètement le charbon, à faire dissoudre ces cendres dans l'acide nitrique, à évaporer jusqu'à siccité, sans détruire l'excès d'acide, puis à dissoudre dans l'eau distillée ce résidu, et à traiter cette solution par l'acide hydro-sulfurique, qui précipite le cuivre à l'état de sulfate de cuivre. On filtre la liqueur, que l'on traite de nouveau par un excès de potasse ; après avoir filtré, on traite encore la dissolution par un léger excès d'acide, et on précipite le zinc par une solution de potasse qui donne un sous-carbonate de zinc.

La sophistication la plus usuelle dans les farines, est l'introduction de la fécule de pommes de terre; mais heureusement ce mélange ne peut-être considérable, parce que, au-delà de certaines proportions, la panification ne serait plus possible : il est reconnu que ce mélange ne peut même exister sans être aperçu, que dans le rapport de 0,10 à 0,25.

Quoiqu'il en soit, le procédé le plus simple et le plus facile pour reconnaître ce genre de sophistication, est celui de M. Boland, boulanger des plus distingués de Paris, auquel la société d'encouragement a accordé une médaille d'or.

Il consiste à prendre 20 grammes de farine, a en faire une pâte ni trop ferme, ni trop molle, qu'on malaxe dans le creux de la main droite, sous un très-petit filet d'eau, afin d'en séparer le gluten et l'amidon. Ce dernier principe, entraîné par l'eau, passe à travers un tamis, disposé sur un verre conique à pied.

Le gluten étant extrait, on laisse reposer pendant une heure l'eau de lavage ; tout l'amidon étant précipité, on décante l'eau avec un siphon, et les dernières portions avec une pipette.

Le dépôt étant bien tassé au fond du verre, on enlève, avec une cuiller à café, une couche grisâtre de gluten divisé, et après l'avoir laissé sécher, on le décante en masse du verre, en appuyant légèrement l'extrémité du doigt tout autour, jusqu'à ce qu'il cède et quitte les parois du verre sous forme d'un cône.

Pour apprécier la quantité de fécule ajoutée à la farine, on enlève successivement du sommet de ce cône d'amidon cinq couches d'un gramme chacune, on laisse sécher complètement, et on le pulvérise séparément et par ordre dans un petit mortier d'agathe. Cette opération étant faite, on délaie peu à peu dans douze à quinze parties d'eau froide, et on filtre à travers un papier Josephe.

Ensuite, les cinq dissolutions sont placées dans des verres à expériences, et on y porte un tube qui a été plongé dans la teinture d'iode : aussitôt, si la fécule existe dans ses diverses couches, il se produit une couleur bleue foncée, par suite de la combinaison de l'iode avec la partie soluble de la fécule de pommes de terre ; et chaque couche d'un gramme, qui donnera ce résultat, constatera une addition de 5 pour % de fécule de pommes de terre sur les 20 grammes de farine qu'on aura essayée.

Ainsi, en admettant que les deux premières couches se colorent seulement par la teinture d'iode, cela indiquerait que la fécule entre pour les deux vingtièmes dans la farine, ou dans la proportion de 10 pour %.

Lorsque la farine est pure, la solution, filtrée après la pulvérisation de l'amidon, ne prend au contact de la teinture d'iode qu'une très-légère teinte jaunâtre ou violette, qu'elle perd quelques minutes après.

Les farines, comme on le sait, contiennent des quantités différentes de gluten, en admettant, dit le savant et honorable chimiste M. Gay-Lussac (*Annales de chimie et de physique*), que ces quantités soient connues, au moins approximativement. Il est facile, par la simple distillation de la farine et la saturation du produit, de connaître dans quelle proportion elle a été mélangée avec une autre substance farineuse, connue : ainsi, en partant des données précédentes, une farine de froment qui donnera à la distillation un produit acide, sera mélangée de fécule de pommes de terre, de farine de riz ou de maïs ; si l'on sait que c'est la fécule de pommes de terre qui fait partie du mélange, et que cent parties de ce mélange ont donné un produit acide qui exige pour la saturation dix divisions de carbonate de potasse, on trouvera, par une simple règle d'alliage, qu'il est formé de 26,3 de fécule et de 73,7 de farine.

Journellement, les boulangers emploient, pour la préparation du pain, des farines ayant subi une fermentation acide, ou souvent alliées à des fécules de pommes de terre, ou des farines préparées avec des légumes piqués.

Ne pourrait-on pas étendre les fonctions de l'inspecteur de la salubrité à la surveillance des boulangers? Il serait chargé de la vérification des qualités nutritives du pain, de son poids, aux mêmes titres que l'inspecteur des boulangeries de Paris, qui se présente, accompagné d'un homme de peine, chez ces industriels, et prend au hasard des pains, hors ceux de tolérance, les place dans la balance et en examine le poids. Si le pain perd plus de 62 grammes à 125 grammes, déficit qui peut être attribué à la trop grande cuisson ou à la qualité des farines, le pain est coupé et vendu au détail ; si la perte est plus considérable, le pain est encore coupé, mais alors on dresse procès-verbal de contravention.

Les visites de cet inspecteur ont encore pour but l'examen des farines, du sel et de l'eau employés dans la panification.

FÉCULE DE POMMES DE TERRE.

C'est en râpant la racine du *Solanum Tube-rusum* au-dessus de grands vases pleins d'eau, que l'on obtient, dans le commerce, la fécule de pommes de terre : la pulpe, divisée dans l'eau, est jetée sur un tamis de crin ; l'eau passe à travers, entraînant avec elle la fécule; on laisse déposer, on décante, on lave le précipité, jusqu'à ce qu'il soit entièrement blanc.

On met alors la fécule dans une caisse de bois garnie intérieurement d'une forte toile : le poids de la fécule chasse l'eau qui s'écoule ; alors on l'expose pendant quelque temps à l'air libre, et ensuite on la dessèche à l'étuve à une douce chaleur.

La fécule de pommes de terre est en granules plus gros et d'une forme différente de l'amidon, retiré des graines céréales.

Le diamètre de ces granules varie de quinze à vingt centièmes de millimètres.

La fécule, sous la forme d'une poudre blanche, est très-légère, présentant à l'œil un aspect brillant, lorsqu'on l'examine au soleil.

La fécule, que dans le commerce on vend humide, contient 38,5 d'eau et 61,5 de matière sèche.

La fécule sèche contient 19 d'eau et 81 de substance sèche.

On trouve dans le commerce la fécule mêlée à de la craie, à du plâtre, ou à de la terre de pipe.

On reconnaît la première de ces falsifications à l'aide des acides chlorydrique ou azotique, qui donnent naissance à une vive effervescence, phénomène qui ne se remarque pas dans la fécule pure.

Les deux autres sophistications se reconnaissent en incinérant dans une capsule de platine un poids déterminé de fécule : la fécule pure laisse à peine un demi-centième de cendre formée de silice, de phosphate de chaux et de traces d'oxide de fer.

M. Chevallier, chimiste, dit avoir analysé des fécules de pommes de terre mêlées à de la poudre d'albâtre provenant du travail des pendules ou d'objets d'art, dont le rapport à la fécule était de 6 à 7 pour %. Cette fécule portait néanmoins l'étiquette suivante : *Fécule de pommes de terre dépurée pour l'usage alimentaire et pour les enfants.*

FEU DE CHEMINÉE.

Moyen d'en arrêter l'intensité, et de l'éteindre par l'emploi de la fleur de soufre.

En 1826, dans le local que j'occupe, rue Racine, 4, j'employais comme combustible dans mon laboratoire de chimie, la motte ou terre de Montoir. Il en était brûlé par jour dans mes fourneaux des quantités énormes. La flamme en était vive, ardente, et ce genre de combustible, à part son ardeur, ne laissait pas que de s'appliquer avantageusement aux opérations que je faisais alors.

Cependant, un jour, sur les trois heures du soir, un feu violent, dont la flamme s'élevait de plusieurs mètres plus haut que le sommet de la cheminée, se manifesta. J'en fus averti dans mon laboratoire par un bruit semblable à un roulement de tambour, qui provenait du tirage de mes fourneaux et des courants d'air qui s'introduisaient par les carneaux dans la cheminée. Je m'empressai d'abattre le feu des fourneaux, d'en boucher les carneaux avec des tampons de linge mouillé que j'arrosais continuellement.

Les voisins, qui arrivaient dans mon laboratoire pour porter secours, peu habitués à l'usage des fourneaux d'usine, n'y voyant pas de feu, remarquant que mes bassines étaient en place, cherchaient dans les autres cheminées de mon appartement la cause du sinistre.

J'éprouvais une vive inquiétude : tous les locataires de la maison m'exprimaient leurs craintes, et m'avertissaient que la chaleur se faisait sentir sur le mur, et se répandait dans tous les appartements que parcourait le conduit de la cheminée , où était le foyer de l'incendie.

M. Marion de Procé , qui occupait la pièce au-dessus, était lui-même dans la plus grande appréhension : il me fit appeler, et me dit qu'il craignait que la cheminée n'éclatât. Il ne me vint pas à l'idée d'utiliser la fleur de soufre, et du reste , comment jeter dans le foyer d'incendie l'agent propre à le détruire ? je n'avais aucune communication avec la cheminée, que par mes carneaux, et ces carneaux, comme on le sait, sont des trous de 15 centimètres de diamètre : ils s'étendaient de mes fourneaux

à la cheminée, sur une longueur de 50 centimètres ; en supposant que j'eusse pu y
opérer la combustion du soufre , par quel
moyen empêcher la vapeur sulfureuse de se
répandre dans mon laboratoire, et par réaction, dans mon appartement?

Cependant, ayant extrait trois briques du
conduit de cheminée, je trouvai le moyen
de jeter par ce trou, dans le foyer de combustion, une assez grande quantité de soufre.
Quelques minutes après, la flamme cessa de
sortir du sommet de la cheminée; on ne vit
bientôt s'en échapper qu'une faible fumée.
Mes voisins et mon propriétaire d'alors se
calmèrent. J'en fus quitte pour la peur. On
peut se faire une idée de cette combustion,
quand on saura que le lendemain le ramoneur enleva jusqu'à huit hectolitres de
suie.

Plusieurs fois, j'ai été à même d'utiliser, dans

les feux de cheminées, la fleur de soufre, et toujours j'en ai obtenu les plus heureux effets. Tout dernièrement encore, voici comment je m'y pris, chez M. Fontenilliat, receveur-général.

Je fis laisser sur l'âtre de la cheminée les matières qui brûlaient encore, j'invitai les domestiques à garnir le devant de la cheminée avec des draps mouillés, que l'on prit soin d'arroser pendant tout le temps que dura le feu, puis je fis projeter, par petites poignées, de la fleur de soufre sur le feu : aussitôt, la vapeur sulfureuse s'éleva dans le corps de la cheminée, intercepta soudain la colonne d'air, et le feu, comme chez moi, s'éteignit comme par enchantement.

Dans le courant de l'année 1829, le préfet de police de Paris chargea le conseil de salubrité de vérifier, par des expériences répétées, l'efficacité de la vapeur du soufre en combustion contre le feu de cheminée. Des expériences multipliées eurent lieu à l'hôtel de la Monnaie de Paris avec le plus grand succès.

Ne serait-il pas important, dans une ville comme Nantes, de porter ce procédé, si facile, si simple, et si peu dispendieux, à la connaissance de tout le monde?

Le soufre est un corps combustible métalloïde, connu de toute antiquité : on le trouve dans le commerce à l'état de soufre brut, de soufre en canon, et à l'état de fleur de soufre.

Le soufre, à l'état de pureté, est d'une belle couleur jaune-citron ; il est très-fragile et facile à pulvériser. Sa densité est de 1'990. Frotté, il acquiert une faible odeur qui lui est particulière. Il fond à + 108, et devient très-fluide, en conservant sa couleur jaune ; mais à une température élevée, il rougit et s'épaissit ; à la température de plus de + 316 degrés, il entre en ébullition et s'évapore entièrement, en formant une vapeur jaune-orange.

La proportion des matières terreuses qui existent dans le soufre brut, est communément de 5 à 10 pour %.

La fleur de soufre, préparée dans les arts, contient une petite quantité d'acide sulfurique; le pharmacien se charge de lui enlever ce principe dans son laboratoire : alors elle porte une dénomination nouvelle, connue sous le nom de fleur de soufre lavée.

Les caractères distinctifs du soufre sont les suivants :

1° Projeté sur le charbon ardent, le soufre fond immédiatement, et brûle avec une flamme bleue pâle, sans laisser de résidu;

2° Brûlé dans le gaz oxigène pur, il se transforme en gaz acide sulfureux, dont le volume est à celui de l'oxigène qui a servi à la combustion : : 98 : 100 ;

3° Chauffé avec l'acide nitrique concentré et l'eau régale, le soufre est peu à peu converti en acide sulfurique, dont la présence peut être constatée par le sel de barium ;

4° Traité à chaud, par une solution de potasse caustique, il se dissout entièrement, la décompose et la convertit en hypo-sulfite de potasse, et en poly-sulfure de potassium.

GIROFLE.

La substance vendue dans le commerce sous le nom de girofle, est la fleur non développée du *Caryophillus aromaticus*, arbre de la polyandrie monogynie, et de la famille des myrtinées.

14

En 1770, cet arbre fut transporté des îles Moluques à l'île Bourbon ; deux ans plus tard, à Cayenne.

Le girofle est un petit corps allongé de cinq à six lignes de longueur, surmonté d'une corolle tétrapétale non développée, recouverte en partie d'un calice tétraphylle.

Le girofle doit avoir une couleur brune claire ; il doit être gros, bien nourri, obtus, pesant, d'une saveur âcre et brûlante.

Le girofle fournit par la distillation une huile volatile, plus pesante que l'eau, et d'une saveur brûlante, incolore d'abord, mais se colorant fortement avec le temps et par le contact de la lumière.

La falsification, dont on use dans le commerce sur le girofle, consiste à présenter à la vente des girofles qui ont été soumis déjà à la distillation pour en extraire l'huile.

Pour rendre cette fraude plus difficile à reconnaître, les fraudeurs prennent le soin de mélanger ce girofle ainsi épuisé avec du girofle de bonne qualité, lequel communique une partie de son huile à celui qui l'avait perdu par la distillation.

Le girofle distillé est moins pesant, d'une nuance moins foncée, ne laissant pas exuder de l'huile lorsqu'on le coupe avec l'ongle.

D'après Trommsdorff, le girofle, sur 1000 parties, contient : huile volatile, 180 ; matière extractive, 170 ; gomme, 130 ; résine, 60 ; fibrines végétales, 280 ; eau, 180 (*Journal Ph.*, 1815, p. 304).

HUILE D'OLIVE.

—

L'huile d'olive s'extrait de l'olive, fruit de l'olivier (*Olea Europœa, Linné*), arbre toujours vert de la diandrie monogynie, et de la famille des jasminées.

Les fruits de cet arbre sont oblongs ou ovales, verts, charnus intérieurement, et renfermant un noyau ligneux qui contient une amande.

Les olives diffèrent en grosseur, suivant les contrées : en Espagne, elles sont grosses comme les dattes ; celles de Provence comme les glands. Ce fruit a cela de particulier, qu'il contient une huile fine, et dans son péricarpe, et dans son amande. En général, les drupes n'en contiennent que dans l'amande.

Les olives récentes sont âcres et amères, désagréables même ; en les faisant macérer dans de la saumure, on parvient à adoucir ce fruit et à le rendre agréable.

L'huile d'olive est celle qui tient le premier rang entre toutes, soit comme aliment, soit parce qu'elle est la plus propre à la saponification.

Divers procédés sont mis en usage pour l'extraire ; on distingue également trois sortes d'huile d'olive dans le commerce, savoir : l'huile vierge ou surfine, l'huile fine et l'huile commune.

La première de ces huiles est obtenue par une douce pression à froid.

La seconde, par une pression plus forte, et à l'aide de l'eau bouillante.

La troisième, en faisant bouillir avec de l'eau le marc des olives déjà exprimées.

L'huile d'olive est toujours liquide dans l'été ; se solidifie en partie, dès que la température s'abaisse au-dessous de + 10 degrés : alors elle se présente sous la forme d'une masse grenue d'autant plus ferme, qu'il fait plus froid.

Sa densité est de 0,919 à + 12.

Cette huile à une saveur qui lui est propre,

et qui peut, jusqu'à un certain point, servir à reconnaître sa pureté.

Avec les alcalis, elle forme des savons solides.

Avec l'oxide de plomb, un emplâtre blanc, sec et cassant.

L'huile d'olive ne se dessèche pas à l'air : selon Planche, pharmacien de Paris, mille gouttes d'alcool ne dissolvent que trois gouttes d'huile.

De toutes les huiles végétales fines, l'huile d'olive paraît être celle que les commerçants, en raison de son importance commerciale et de ses usages domestiques, ont toujours cherché à falsifier, en y ajoutant des huiles de graines moins chères, comme celle de pavots ou d'œillette : plusieurs procédés sont mis en usage pour signaler ces sophistications.

Le premier consiste à remplir à moitié une fiole de l'huile suspectée, à l'agiter fortement : si l'huile d'olive est pure, après quelque temps de repos, sa surface sera très-unie ; si, au contraire, elle est mélangée d'huile de pavot, il restera tout autour un filet de bulles d'air qu'on appelle chapelet : ces bulles résistent plus longtemps que celles qui se font remarquer dans l'huile d'olive.

Le second moyen s'exécute en mettant une faible quantité d'huile dans un tube de verre mince, que l'on plonge dans la glace en fusion : l'huile d'olive se congèle d'autant plus vîte, qu'elle contient moins d'huile d'œillette. Deux parties d'huile d'olive sur une d'huile blanche, ne s'y figent pas du tout.

Le troisième moyen a été proposé par M. Poutet, pharmacien à Marseille : il consiste à mettre dans une fiole six parties de mercure et sept parties et demie d'acide nitrique, à trente-huit degrés ; lorsque la dissolution du métal est opérée, on pèse dans une autre fiole douze parties d'huile et une partie de la dissolution mercurielle , qu'on agite de temps en temps dans un tube gradué : le mélange s'é-paissit peu à peu, et au bout de vingt-quatre heures , il est pris en une masse solide, de la consistance du beurre fondu.

Si l'huile d'olive est mêlée à quelques autres huiles végétales, elle se prend en bouillie de la consistance de l'huile figée, mais ne forme point de masse dure ; et à mesure que la quantité d'huile étrangère augmente, la consistance de ce mélange diminue.

Ce procédé, généralement suivi autrefois, présente aujourd'hui moins de certitude, depuis l'application de l'acide hyponitrique, à la solidification des huiles, par Félix Boudet, pharmacien.

Ce chimiste a démentré, dans un mémoire

publié en 1832, qu'en présence de très-petites quantités d'acide hyponitrique , l'huile d'olive se solidifiait plus ou moins promptement, par rapport aux autres huiles , et qu'elle se transformait en une substance qu'il a désignée sous le nom d'élaïdine.

Voici, d'après Félix Boudet, les proportions et le temps nécessaire pour solidifier les divers mélanges.

HUILE D'OLIVE.	ACIDE HYPONITRIQUE *.	TEMPS NÉCESSAIRE A LA SOLIDIFICATION.
100 grains . .	. . $1/_{33}$ . .	70 minutes.
Idem . .	. . $1/_{50}$ . .	78 idem.
Idem . .	. . $1/_{75}$ . .	84 idem.
Idem . .	. . $1/_{100}$ . .	430 idem.
Idem . .	. . $1/_{200}$ . .	455 ou 7 heures.
Idem . .	. . $1/_{400}$ . .	Action nulle.

* Pour donner plus de fixité à l'acide hyponitrique, on le mélange avec trois parties d'acide nitrique, à 38.

Cependant, le moyen le plus sûr de reconnaître de très-petites quantités d'huile d'œillette ajoutées à l'huile d'olive, est sans contredit l'emploi du diagomètre de M. Rousseau : il exige toutefois de la part de ceux qui s'en servent quelque habitude des expériences.

Cet instrument est, sans aucun doute, appelé à rendre des services au commerce : il demanderait néanmoins, de la part de son auteur, quelques modifications propres à le rendre plus usuel.

Indépendamment du mélange des diverses huiles avec l'huile d'olive, souvent encore les sophistiqueurs y ajoutent des matières grasses, solides, qui leur donnent l'apparence de l'huile d'olive concrétée par le froid.

COLLE DE POISSON

ou

ICHTHYOCOLLE.

C'est avec les vessies aériennes du grand esturgeon (*Accipenser Huso , L.*) , poisson appartenant à l'ordre des cartilagineux-chondropterigiens à branchies libres, que l'on prépare en Russie, mais particulièrement dans la province d'Astrakan, la substance vulgairement connue dans le commerce sous le nom de colle de poisson.

La colle de poisson se trouve dans le commerce sous plusieurs formes :

1º En feuilles sèches, demi-transparentes, insipides, susceptibles de se gonfler dans l'eau froide, de se dissoudre dans l'eau bouillante, et de se prendre en gelée par le refroidissement ;

2º En grand et petit cordon d'un aspect corné, présentant avec l'eau tous les caractères que je viens de signaler pour le nº 1ᵉʳ.

Les fraudeurs ont trouvé, dans le prix élevé de la colle de poisson, un moyen d'exercer leur coupable industrie : ils se servent des membranes intestinales du veau et du mouton, qu'ils rétablissent en feuilles régulières, minces, flexibles, blanches et demi-transparentes.

Voici les moyens de reconnaître cette tromperie :

1° Lorsqu'on déchire cette fausse colle de poisson, elle se divise en tous sens, tandis que la colle de poisson véritable ne se divise jamais que dans le sens de ses fibres ;

2° Bien que les fraudeurs cherchent toujours à l'amincir, elle n'est jamais aussi transparente que l'ichthyocolle ;

3° Mise à macérer dans l'eau, elle se ramollit, se tuméfie, se divise en petits grumeaux, et présente l'aspect d'un précipité cailleboté ; la colle de poisson, au contraire, conserve sa forme primitive ;

4° Traitée par l'eau bouillante, elle laisse un

résidu du tiers de son poids , sans donner naissance à une gelée ; l'ichthyocolle , au contraire , se dissout entièrement dans l'eau , et se prend en gelée très-consistante.

D'un autre côté, le peu d'étendue des feuilles, leur saveur salée , le défaut de chatoiement , sont encore des moyens de distinguer la fausse colle de celle qui n'est pas altérée.

Il y a quelques années, la Société d'encouragement, ayant voté un prix de 2,000 fr., pour celui qui trouverait une substance susceptible de pouvoir remplacer la colle de poisson dans tous ses usages, le sieur Grenet soumit à cette Société un mémoire sur cet objet , et y joignit un produit gélatineux, possédant presque la plupart des propriétés de l'ichtyocolle, mais cependant ne pouvant, d'après M. Payen, rapporteur de la Société d'encouragement, clarifier la bierre. Ce savant rapporteur, après plusieurs études sur la clari-

fication de cette boisson, émit l'opinion que
la colle de poisson agissait dans la clarification
de la bierre, d'une manière mécanique.

———

LYCOPODIUM.

Le lycopode est produit par une petite plante de la famille des mousses, nommée *Lycopodium clavatum*, tirée autrefois d'Allemagne, mais aujourd'hui cultivée avec soin en France.

MM. Hectot et Touanel, ex-pharmaciens à Nantes, en ont constaté la présence dans la baie de la Verrière, près de Nantes.

C'est dans des épis cylindriques géminés, composés d'urnes sessiles à deux valves, que se trouve contenue la poussière connue sous le nom de lycopode.

Cette poudre, ayant une teinte d'un jaune tendre, est très-fine, très-légère, sans odeur ni saveur, prenant feu avec la rapidité de la poudre, lorsqu'on la jette à travers la flamme d'une bougie. Le lycopodium est encore appelé soufre végétal.

Les nourrices se servent de cette poudre pour dessécher les écorchures qui surviennent entre les cuisses des enfants.

Le lycopodium est formé d'une huile fixe, soluble dans l'alcool, de cire, de sucre, d'une matière insoluble dans l'eau, et d'une fécule analogue à celle du lichen.

Le commerce le présente souvent altéré avec le talc, la fécule.

Le moyen de reconnaître cette fraude, consiste à délayer le lycopode dans l'eau froide, sur laquelle il surnage, tandis que le talc se précipite sous l'apparence d'une poudre blanche, douce au toucher, inaltérable au feu.

La fécule se reconnaît à l'aide de la teinture d'iode, qui jouit, comme je l'ai déjà dit, de la propriété de colorer en bleu l'eau qu'on a fait bouillir sur une pincée de lycopode altéré avec de la fécule.

DU LAIT.

Le lait est un liquide particulier, sécrété par les glandes mammaires des femelles des animaux de la classe des mammifères : il présente dans son état normal des caractères particuliers, et qui varient en raison de l'espèce d'animal duquel il émane.

Le lait le plus généralement employé dans les grandes villes, est le lait de vache : il est blanc, opaque, légèrement bleuâtre, d'une odeur particulière, d'une saveur douce et sucrée.

Sa densité varie de 1'030 à 1'040.

D'après Berzelius, le lait de vache écrémé contient, savoir :

Eau	92, 875
Caseum	2, 600
Sucre de lait . . .	3, 500
Acide lactique . .	0, 600
Sels alcalins solubles	0, 185
Phosphate de chaux	0, 240
	100, 000

Dans les grandes villes, la consommation du lait est considérable : on en achète peu cependant qui n'ait subi quelque addition fraudu-leuse ; et, bien que souvent ces sophistications soient sans danger pour la santé, elles n'en diminuent pas moins les qualités qui le font rechercher comme boisson et comme aliment.

La plus fréquente des altérations, puisqu'elle est constante dans toutes les saisons, est celle qui tend à y mêler de l'eau. Les chimistes avaient tout d'abord pensé, qu'en tenant compte de sa densité, on ne tarderait pas à reconnaître la fraude d'une manière précise, invariable : on inventa le galactomètre. Cependant cet instrument est loin d'offrir le degré de certitude que l'on se proposait d'atteindre : car, à pureté égale, un lait riche en matière butireuse sera plus léger qu'un autre moins riche en beurre, mais plus riche en caseum ; d'un autre côté, la nourriture plus ou moins substantielle fournie à la vache modifie d'une manière sensible la densité du lait.

Plusieurs moyens sont mis en usage chez les laitières pour altérer le lait : soit avec de l'eau,

en prenant le soin de détruire la saveur fade qui
en résulte, à l'aide d'un peu de cassonnade ; soit
en délayant préalablement une certaine quantité de farine dans la quantité d'eau qu'elles
veulent ajouter au lait, faisant donner un bouillon
à ce mélange, et ne l'incorporant ensuite avec
le lait, que lorsque ce liquide est refroidi.

C'est à tort qu'on avait répandu dans le
public que l'on pouvait altérer le lait à l'aide
de la cervelle d'animaux, notamment avec la
cervelle de ceux abattus à Montfaucon. Heureusement que toutes les recherches faites par
l'autorité pour arriver à constater ce fait ont
été infructueuses ; et, il faut le reconnaître,
cette assertion n'était que calomnieuse, quoique
cependant on s'explique difficilement le but
d'un pareil propos. Mais l'excentricité chez les
hommes en général, n'est-elle pas souvent
une idée prédominante ? je reviens à mon sujet.

Deux procédés sont en usage pour parvenir à
reconnaître cette falsification du lait :

1° A l'aide de la teinture d'iode, laquelle communique une couleur vineuse ou violacée au lait ainsi altéré;

2° En aiguisant le lait à l'aide d'un peu d'acide sulfurique, chauffant alors le lait ainsi acidulé, il se coagule ou filtre; le serum, traité par la teinture d'iode, prend alors une belle couleur jaune.

Les laitières parviennent encore à masquer l'eau qu'elles ajoutent dans le lait à l'aide d'une émulsion d'amandes douces, et elles en relèvent la saveur avec un peu de cassonade.

C'est à la suspension dans l'eau de l'huile que contiennent ces amandes, que sont dues la blancheur et l'opacité de l'émulsion des semences oléagineuses; c'est aussi dans le coagulum de l'émulsion recueilli et privé d'eau, qu'il faut chercher à reconnaître les traces de cette fraude.

Ce coagulum, placé sur du papier, y laisse suinter promptement l'huile qu'il contient, et le graisse entièrement; tandis que ce même principe huileux ne se fait pas remarquer dans le caseum du lait.

Ce genre de fraude ne peut être appris aux laitières que par des hommes qui leur vendent ce secret.

En 1844, M. de Laralde, commissaire de police en chef, fonctionnaire distingué et intelligent, m'invita à procéder, en la présence de M. Burgand, commissaire de police, à l'examen du lait du quartier Graslin : il résulta des diverses expériences auxquelles j'assujettis le lait de ce quartier, qu'en général il ne renfermait aucun principe étranger; sauf dans quelques petits magasins de denrées, tous les laits soumis à mon examen étaient purs.

L'autorité, ce me semble, devrait, de temps à

autre, soutenir l'attention des marchands, en les soumettant à une inspection inattendue qui les empêcherait d'altérer leur lait.

Les effets du lait sur l'économie animale, dépendant des principes alimentaires qu'il renferme, principes qui résident dans sa matière caseuse, on conçoit quel préjudice est apporté à ceux qui font usage de cet aliment, et particulièrement aux enfants, quand on saura que l'altération qu'il a subie par l'eau ajoutée, s'élève à plus d'un quart de la quantité vendue.

M. Chevallier indique, comme moyen de reconnaître l'addition de l'eau dans le lait, le procédé suivant :

Prenez 100 parties de lait (100 grammes), placez-les dans une capsule de porcelaine pesée d'avance, faites chauffer cette capsule à la vapeur, jusqu'à évaporation complète du liquide, puis alors placez votre capsule pendant douze heures dans une étuve chauffée constamment, pesez alors votre capsule : la différence du poids primitif de la capsule avec le poids obtenu, fait connaître la quantité du liquide volatilisé; la moyenne des substances volatilisables est de 86,50, et de 13,50, en matière solide, quoi qu'il en soit.

Par suite d'une pareille coutume, n'est-on pas fondé à souhaiter le moment, où, à Nantes comme à Paris, les laitières seront astreintes, sous peine d'amende, à ne débiter ou à ne vendre leur lait que dans des vases et avec des mesures d'une capacité déterminée?

MARCHÉ AUX POISSONS.

———

De quelques soins que la halle aux poissons
soit l'objet, on ne peut s'empêcher d'y entrer
avec répugnance, en raison de l'odeur infecte
qui s'en dégage. Cependant je ne crains pas de
le dire hautement ici : j'y ai vu mettre beau-

coup de soin à faire balayer le pavé; mais cela seul ne peut suffire pour paralyser les causes d'infection qui se renouvellent sans cesse. Peut-être y parviendrait-on, en exigeant beaucoup de propreté sur les dalles qui supportent le poisson, lesquelles en général sont fort imprégnées de matières animales. Ne serait-il pas possible d'utiliser les solutions de chlorure de chaux pour laver les tables sur lesquelles repose le poisson?

Cependant il faut reconnaître, d'un autre côté, que l'emploi prolongé du chlorure de chaux détruirait promptement les tables de bois, et entraînerait les marchandes dans des frais assez considérables.

Si j'osais, je proposerais d'établir des dalles de grison ou de faïence pour recevoir le poisson exposé à la vente; d'autre part, d'exiger que les toiles que les marchandes étendent pour éviter le soleil, fussent élevées au moins de six mètres du sol; et que les bancs, les chaises, sur lesquels ces femmes se placent, fussent toujours, après le marché, déposés sur les dalles, de manière à permettre de laver chaque jour à grande eau les lieux où elles se placent, en un mot, tout le local de la poissonnerie.

16

MIEL.

C'est un produit sucré, récolté par les abeilles sur le nectar des fleurs, élaboré dans leur estomac avant d'être déposé dans les cellules des ruches, ayant une consistance demi-solide, grenu, d'une couleur blanc-citron, ou fauve, d'une saveur assez généralement aromatique.

Les miels les plus connus et les plus usités sont ceux de Narbonne, du Gatinais et de la Bretagne.

Le miel est formé de deux espèces de sucre fermentescible , dont l'un est cristallisable , en grains, ayant beaucoup d'analogie au sucre de raisin, et l'autre restant toujours sous la forme d'un sirop épais sans cristallisation.

La proportion de sucre cristallisable peut être apprécié par l'alcool.

Les marchands, à l'effet de faire passer du miel blanc pour du miel de Narbonne, qui a presque toujours une saveur aromatique de romarin et qui est beaucoup plus cher, y laissent séjourner des branches de romarin, l'espace de quelques jours ; mais, comme en retirant ces branches, il reste toujours quelques feuilles, la présence de celles-ci, lorsqu'on touche le miel, signale cette tromperie.

Les marchands mêlent encore au miel de la farine ou de la fécule de haricots, pour lui donner du poids et de la blancheur ; mais, comme ces deux substances sont insolubles dans l'eau froide, en dissolvant le miel dans ce liquide, et le laissant déposer, il reste à l'état de solution, et la farine se précipite sous forme d'une poudre blanche que la teinture d'iode colore en bleu-violet.

POIVRE.

L'arbre dont on extrait cette semence se nomme Poivrier noir (*Peper nigrum, L.*), plante sarmenteuse de la diandrie trigynie et de la famille des urticées. Cette plante croît spontanément dans les Indes Orientales ; mais c'est

surtout à Java et à Sumatra qu'elle est cultivée.
Sa culture a été introduite et a même prospéré
aux îles Maurice et Bourbon.

Le poivre noir est sphérique, et de la grosseur de la vesce; il est recouvert d'une écorce
brune ou noire, très-ridée, formée de la partie
charnue qui s'est desséchée.

Le poivre blanc est produit par la même
plante; mais pour l'obtenir, on laisse davantage
mûrir le fruit, puis on le soumet à une assez
longue macération dans l'eau avant de le faire
sécher : on obtient alors un grain blanc ou
plutôt d'une teinte jaunâtre pâle, qui en cet
état constitue ce que l'on vend dans le commerce sous le nom de poivre blanc, préféré au
noir pour l'usage de la table.

A Paris et à Marseille, existent des individus
qui s'occupent encore des moyens de falsifier
le poivre.

Ce produit, ainsi altéré, n'est qu'une pâte, composée d'une petite quantité de poivre de l'Inde, de moutarde et de plusieurs poudres indigènes, âcres et piquantes, liées au moyen d'un mucilage, et granulées le plus régulièrement possible.

Ce mélange est fait souvent avec un tel art, et a une telle ressemblance avec le poivre naturel, que, mélangés ensemble, on a beaucoup de peine à les distinguer l'un de l'autre.

Les sophistiqueurs poussent même si loin l'art de l'imitation, qu'ils sont parvenus, à l'aide d'un grain de moutarde, introduit dans la pâte, qui plus tard devient mobile par le retrait de celle-ci, à imiter exactement le creux qu'on remarque au centre des grains de poivre de l'Inde.

Cependant, on vient à bout de démasquer cette sophistication :

1° A l'aide de la saveur particulière du poivre de l'Inde , qui ne présente aucune analogie avec le poivre factice ;

2° En les faisant macérer l'un et l'autre dans l'eau tiède , pendant quelques heures : le poivre noir naturel conserve et sa consistance solide, et sa forme sphérique ; tandis que, au contraire, le poivre factice ne tarde pas à se tuméfier, à devenir mou et gluant, et peut même se délayer par la moindre agitation.

Indépendamment de cette première fraude, qui autrefois était beaucoup plus en usage qu'aujourd'hui , certains épiciers ajoutent encore dans la poudre de poivre des semences de chenevis, exprimées , réduites en poudre ; mais cette substance, vendue par les fraudeurs sous le nom d'épice d'Auvergne, communique, au bout de quelque temps , à la poudre de poivre, une odeur rance et désagréable.

Le poivre blanc lui-même n'a pas été à l'abri de la fraude. Les fraudeurs, dans le but d'en augmenter et la pesanteur, et la blancheur, le roulent dans une eau chargée de gomme et d'amidon, tenant en suspension du *carbonate de plomb* ou *blanc de céruse*, substance éminemment dangereuse. Mais ce poivre ainsi altéré, exposé au contact de l'air, perd de sa blancheur, devient susceptible de noircir par les émanations sulfureuses et fétides.

Une pincée de poivre ainsi altéré, jetée dans une solution d'eau hydro-sulfurée, se rend spontanément noir, ce qui permet alors de reconnaître cette dangereuse sophistication.

SUCRE.

La canne à sucre, belle plante de la famille des graminées (*Saccharum Officinarum*), est originaire de l'Inde. Elle a été transportée de là en Arabie, en Syrie, en Egypte, en Sicile, en Italie, et jusque dans la Provence, où le

froid de certains hivers a forcé d'en aban-
donner la culture.

Henri , régent de Portugal , la fit planter
dans l'île de Madère , en 1420.

En 1506 , la culture en fut introduite à
Saint-Domingue.

Jusqu'au moment de la grande guerre con-
tinentale , le sucre de canne suffisait aux
besoins du monde civilisé : mais à cette
époque , les entraves qu'éprouva la navigation
créèrent l'industrie du sucre de betteraves ,
qui s'est développée et a pu résister au réta-
blissement des relations avec les colonies.

Aujourd'hui , à l'aide des progrès de la
science , et par suite des améliorations suc-
cessives apportées dans le mode de fabrication du sucre de betteraves , cette industrie
rivalise avec celle des colonies, et voit accueillir

ses produits avec la même faveur que ceux du sucre de canne.

Le sucre est un principe immédiat, très-répandu dans les végétaux; on distingue plusieurs espèces de sucres, qui, en raison de leurs propriétés physiques, sont rangées en deux classes, savoir :

1° Le sucre susceptible de fermenter et de se transformer en alcool;

2° Les sucres qui n'éprouvent pas de fermentation alcoolique.

Dans la première classe, on compte le sucre de canne, de betteraves, d'érable, de raisin, de miel, et le sucre factice, préparé avec l'amidon et le ligneux; la deuxième classe comprend la mannite et le sucre de réglisse.

Le sucre, à l'état de pureté, est solide,

blanc, d'une saveur très-douce, phospho-
rescent par la percussion ; sa densité est
de 1'606; il est inaltérable à l'air sec, soluble
dans son poids d'eau à + 15°. Sa solution
concentrée, soumise à une évaporation spon-
tanée, cristallise facilement en prismes à six
faces, dont deux sont ordinairement plus
larges, terminés par des sommets dièdres.
Les cristaux appelés sucre candi, contiennent
environ 5 pour % d'eau de cristallisation.

D'après Berzelius, l'analyse du sucre de
canne en hydre, est formée de :

Carbone	44, 99	12 atomes.
Hydrogène . . .	6, 41	21 atomes.
Oxigène	48, 60	10 atomes.
	100, 00	

Sa formule $= C\ 12.\ H\ 21.\ O\ 40.$

On reconnaît le sucre à sa saveur sucrée, à

l'odeur particulière qu'il répand, brûlé sur des charbons ardents.

La solution de sucre pur est incolore, sans action sur la teinture de violette et de tournesol.

Le sucre en solution, mis en contact avec un ferment, la levure de bierre, par exemple, et soumis à une température de 15 à + 20° se décompose et donne naissance à un dégagement d'acide carbonique, à de l'alcool qui reste en solution dans la liqueur.

Le sucre, traité à chaud par l'acide nitrique, se transforme en acide oxalique pur, en donnant naissance à un dégagement de deutoxide d'azote.

Calciné dans un creuset de platine, le sucre laisse un charbon léger, qui brûle sans résidu au contact de l'air.

Le sucre, que dans notre état de civilisation nous pouvons regarder comme une substance de première nécessité, est très-souvent altéré à l'aide

1° de sucre de lait ;

2° de sucre de fécule ;

3° de fécule proprement dite.

Le procédé propre à reconnaître la sophistication du sucre de canne ou de betteraves, à l'aide du sucre de lait, est fondé sur la propriété qu'ont ces sucres de se dissoudre facilement à froid dans l'eau-de-vie, propriété que n'offre pas le sucre de lait.

Depuis que J.-B. Mollerat, fabricant de produits chimiques, est parvenu à rendre le sucre de pommes de terre d'une blancheur et d'une pureté parfaites, et même à le rendre d'une cristallisation semblable à celle du sucre de canne et de betteraves, des négociants honorables se sont empressés de signaler au gouvernement les préjudices causés au trésor, à la société et aux intérêts du commerce, par suite de pareilles manœuvres. Ils ont fait connaître que des quantités de 20 et 25 pour % de *glucose* avaient été mélangées avec le sucre brut.

Le gouvernement a compris, dès-lors, toute l'étendue de ses hautes attributions; aussi s'est-il empressé de présenter aux chambres des mesures que celles-ci se sont hâtées de sanctionner.

Cependant, puisque le droit établi sur la glucose en consacre la fabrication, je dois faire connaître et découvrir ce genre de sophistication.

Le procédé de Kuhlman repose sur la coloration en brun-noir que subit le sucre de fécule, lorsqu'après l'avoir fondu dans une dissolution concentrée de potasse caustique, on le soumet, pendant quelques minutes, à la chaleur de l'eau bouillante.

Le sucre de canne, de betteraves, lorsqu'il est pur, ne subit pas la coloration dans les mêmes circonstances, mais s'il est mélangé seulement de 2 ou 3 pour % de sucre de fécule, la coloration devient très-sensible.

Procédé de M. Chevalier.

On prend : Sucre . . . 5 gr. 8 déc.

Eau. . . . $\frac{1}{32}$ de litre.

Potasse . . 1 gramme.

On introduit toutes ces substances dans un tube de verre fermé à l'une de ses extrémités, et l'on chauffe jusqu'à l'ébullition. Si le sucre est pur, la potasse ne détermine pas de coloration bien sensible ; si, au contraire, le sucre est mêlé de glucose, de sucre de fécule, il y a coloration , et la coloration est d'autant plus intense, que la quantité de glucose est plus considérable.

La fécule mêlée à la cassonade se reconnaît facilement par ce principe, que le sucre est soluble dans la moitié de son poids d'eau froide. En conséquence, en soumettant à plusieurs eaux de lavage la cassonade que l'on présume mélangée de fécule, on obtient pour dernier résultat un dépôt blanc qui, recueilli sur un filtre parfaitement lavé et desséché, présente tous les caractères de la fécule.

SEL MARIN.

CHLORURE DE SODIUM, CHLORURE SODIQUE.

—

Le sel, dont on se sert journellement dans les usages domestiques, était anciennement connu sous le nom vulgaire de sel marin, sel de cuisine, sel commun ; depuis, il a été appelé par les chimistes muriate de soude, hydro-chlorate de soude, chlorure de sodium, chlorure sodique par Berzelius.

Ce sel, abondamment répandu dans la nature, s'y trouve sous plusieurs états : 1° à l'état solide ; 2° à l'état de dissolution dans l'eau de certaines sources, et dans les eaux de l'Océan. Dans le premier état, il est appelé sel gemme, ou sel de roche.

Le procédé qu'on emploie pour l'extraire de son deuxième état, est très-simple : il consiste à faire évaporer l'eau qui le tient en solution, soit à l'aide de la chaleur naturelle et des courants d'air, soit dans des chaudières au moyen du feu.

A l'état pur, le chlorure de sodium se présente ordinairement cristallisé en petits cubes blancs. Inaltérable à l'air, il est inodore, d'une saveur franche ; exposé au feu, il fond à une température au-dessus de la chaleur rouge, et s'évapore en fumée blanche; il est presque aussi soluble dans l'eau froide que dans l'eau bouillante.

L'analyse le présente formé de

Chlore	60, 35	ou 2 atomes.
Sodium. . . .	39, 65	ou 1 atome.
	100, 00	

C'est à la présence de l'eau interposée entre ses cristaux, qu'il faut attribuer la décripitation et le pétillement qu'il fait entendre, lorsqu'on le met en contact avec des charbons ardents.

Le chlorure de sodium, mis en contact avec l'acide sulfurique concentré, se décompose aussitôt, en produisant avec effervescence un dégagement abondant de gaz hydro-chlorique.

L'emploi considérable que l'on en fait dans l'art culinaire, dans la fabrication du chlore et des chlorures, de l'acide hydro-chlorique, de la soude factice, et en agriculture, comme engrais et comme propre à l'éducation des bestiaux, le fait regarder comme une substance de première nécessité.

De nombreuses analyses, faites par des hommes haut placés dans la science, ont montré que cette substance saline, si indispensablement nécessaire, était souvent altérée par le sulfate de chaux ou pierre à plâtre, par le sel de Glaubert, par des proportions de sel marin retiré de la soude de varech, par l'addition de sable fin. Enfin, on a poussé si loin l'oubli de la santé publique, qu'on n'a pas craint de vendre le sulfate de chaux, ou plâtre réduit en poudre fine, sous la dénomination de *poudre à mêler au sel.* Ce fait, du reste, se trouve confirmé dans les *Annales d'hygiène.*

Le conseil de salubrité de Paris fit connaître encore, en juin 1832, que beaucoup de sels du commerce contenaient des proportions assez sensibles d'iodure de potassium, substance qui, par son usage répété, peut avoir, sur l'économie de l'individu qui en fait usage, les conséquences les plus funestes. Quelques citations des accidents qui peuvent provenir de l'emploi de ces mélanges frauduleux, serviront à démontrer à l'autorité la nécessité absolue d'établir à Nantes un contrôle permanent, propre à détruire, ou du moins à atténuer de semblables abus.

John, docteur-médecin, pense que l'iode, introduit pendant un certain temps dans l'économie, produit une cachexie à laquelle ce médecin donne le nom de maladie iodique.

Les phénomènes généraux que l'on remarque, par suite de l'empoisonnement que détermine cette substance, sont les suivants :

Résorption de la graisse, d'où la maigreur,

augmentation de sécrétion excrémentielle, de l'urine, des matières fécales, du sperme, du sang menstruel ; la peau prend un aspect livide, elle secrète une sueur abondante et visqueuse. Enfin, le mouvement de l'assimilation se ralentit, le système nerveux suit également ces influences fâcheuses dans lesquelles se trouve placé le sujet ; dès-lors il survient chez celui-ci des symptômes qui simulent l'hystérie ou l'hypocondrie, une extrême sensibilité, de l'abattement, de la crainte, de l'inquiétude, du chagrin, un sentiment de frayeur, des pleurs, du tremblement dans les membres, un sommeil agité, des rêves pénibles.

Enfin, si malgré tout, l'usage de l'iode est encore continué, *les organes glandulaires, les seins, les testicules s'atrophient.*

Le conseil de salubrité de Paris, frappé des conséquences désastreuses qui pouvaient résulter pour la société de l'emploi du sel

marin mélangé de sels de varech contenant
de l'iode, dans un rapport adressé au préfet
de police de Paris, s'exprimait ainsi : . . . . .
. . . . . « Dangereux, non-seulement parce
» qu'il peut donner *suite à la déformation de*
» *l'espèce humaine, en donnant lieu à l'atro-*
» *phie et à la disparition des glandes mammaircs*
» *et des testicules,* mais encore parce qu'il peut
» porter un trouble plus ou moins grand dans
» l'économie animale, trouble qui peut varier
» selon l'âge, la force et la constitution du
» sujet, et selon que le mélange est plus ou
» moins chargé de sel d'iode, et qu'il est fait
» avec le sel raffiné qui provient de l'extraction
» de l'iode, ou avec le sel de varech lui-même. »

Le moyen de reconnaître si le sel de cuisine, gris ou blanc, contient du sel de varech,
dit raffiné, est le suivant :

Placez une pincée du sel à examiner sur une
assiette de faïence, versez dessus quelques

gouttes d'une solution de colle d'amidon, préparée avec 6 décigrammes d'amidon bouilli
dans 60 grammes d'eau, mélangé à partie
égale d'acide muriatique oxigéné de chlore :
à l'instant ce sel à essayer se colorera en
rouge-violet, en violet ou en bleu, selon
que la quantité de sel de varech, qui a été
ajoutée, est plus ou moins considérable, et que
les sels contiennent plus ou moins de sel d'iode.

Le sulfate de chaux ou pierre à plâtre,
mêlé avec du sel de cuisine, se reconnaît de
la manière suivante :

Prenez un hectogramme de sel, préalablement réduit en poudre, traitez-le par 4 hectogrammes d'eau filtrée, lavez avec soin le
dépôt resté sur le filtre avec 2 hectogrammes
d'eau, faites-le sécher ensuite.

Le dépôt, ainsi lavé et séché, pèse 10 à
13 grammes, si le sel est falsifié ou allongé

avec la poudre de plâtre ou sable, et 3 ou 4 grammes seulement, si le sel est pur.

La falsification due à la présence du sulfate de soude se reconnaît au moyen des sels de baryte, savoir :

Faites dissoudre 100 grammes du sel à examiner dans 250 grammes d'eau distillée, filtrez la liqueur, lavez le filtre avec de nouvelle eau distillée, réunissez les eaux de lavage à la première dissolution.

Versez dans ces liquides réunis de la solution de muriate de baryte, jusqu'au moment où la liqueur ne marque plus de précipité.

Laissez le dépôt se former, puis décantez le liquide clair, lavez le précipité formé à l'eau distillée, puis traitez-le par l'acide nitrique étendu à l'aide de la chaleur, laissez déposer.

Filtrez, lavez le dépôt laissé sur le filtre à l'eau distillée bouillante, desséchez-le et faites le sécher dans un creuset, puis, cette opération terminée, pesez : le poids du sulfate de baryte produit donnera le poids de l'acide sulfurique, et, par contre, du sulfate de soude.

M. Chevalier, chimiste distingué de Paris, et mon estimable ami, dont j'ai eu déjà si souvent occasion de rappeler les laborieux travaux, dit avoir analysé des sels du commerce qui contenaient 10 à 12 pour % de sulfate de soude.

Pour purifier le sel marin et le rendre propre aux usages domestiques, une dissolution et une cristallisation sont toujours suffisantes ; l'hydriodate de soude et les autres sels étrangers restent en dissolution dans les eaux mères : alors on obtient un sel parfaitement blanc, qui ne contient plus que des traces d'hydro-chlorate de chaux et d'hydro-chlorate de magnésie.

THÉ.

Le thé, dont on a commencé à faire usage en Europe en 1666, est extrait de deux arbres du Japon et de la Chine, que Linné nomme *Thea Bohea* et *Thea Vidiris*, de la polyandrie monogynie, dycotylédones polypétales hypogynes, et de la famille des aurantiées.

Cet arbre fut apporté du Japon par les Hollandais. L'histoire rapporte que ces habiles commerçants en faisaient d'abord le commerce avec la Chine, en l'échangeant avec de la sauge, à laquelle, sur la foi des Européens, les Chinois attribuaient de hautes et puissantes vertus médicales.

Le thé, sur les propriétés duquel il s'éleva des controverses à l'infini, est devenu tellement à la mode en Angleterre et dans ses colonies, qu'on en estime la vente annuelle dans la Grande-Bretagne et ses dépendances à 20 millions de livres.

Les plus petites choses, chez les peuples, donnent souvent naissance aux évènements les plus extraordinaires : tels sont ceux qui suivirent l'ordonnance par laquelle les Anglais voulurent prélever un droit sur le thé en 1775, et qui fournirent l'occasion aux habitants de Boston de lever les premiers l'étendard de l'insurrection et de l'indépendance contre la métropole. C'est de cette époque que date l'ère de la liberté des États-Unis d'Amérique.

Depuis 1815, l'emploi du thé s'est beaucoup accru en France, surtout dans les classes aisées de la société.

Tout en admettant avec Linné que le genre *Thea* comprend deux espèces, il n'en faut pas moins admettre aussi que les différences que l'on remarque entre thé et thé proviennent en partie de l'âge auquel on a cueilli les feuilles, et du mode de leur dessication.

Plusieurs fois par an, on récolte des feuilles que l'on fait sécher sur des plaques de fer chaudes, où elle se crispent et se roulent comme on le voit dans le commerce.

Cependant, les feuilles de thé de choix sont roulées une à une dans les mains.

Voici les variétés de thés, dont se composent le plus souvent les cargaisons :

Thé Boui ;	Thé Hayswen skine ;
Thé Camphou ;	Thé Tonkai ;
Thé Saotchou ;	Thé perlé ;
Thé Paotchaon ;	Thé Hayswen ;
Thé Pekao ;	Thé poudre à canon ;
Thé Sonchay ;	Thé Tchulan.

Le thé vert, appelé aussi thé Tonkai ou Twankay. jouit au plus haut degré de qualités actives ; il est d'un vert assez pur, en feuilles légères, assez friables, peu ou pas roulées, contenant quelques pétioles et beaucoup de menus.

Selon Franck, le thé vert contient :

Tannin	34, 60
Gomme	5, 90
Ligneux	51, 30
Gluten	5, 70
Matière volatile et perte	2, 50
	100, 00

Le thé Hayswen ou Hyson est en feuilles roulées longitudinalement, d'un vert sombre, un peu noirâtre et bleuâtre , d'une odeur agréable, d'une saveur astringente.

Le thé perlé est préparé avec des feuilles plus jaunes que celles du thé Hayswen ; sa forme est arrondie, ses feuilles sont roulées longitudinalement et transversalement.

M. Robiquet, pharmacien de Paris, a signalé du thé perlé falsifié au moyen du talc , dans le but de lui donner l'aspect argenté.

Le thé poudre à canon, n'est que du thé vert haché et roulé ; on l'estime d'autant plus qu'il est plus égal, plus fin et plus lisse.

Les thés noirs sont d'un brun noirâtre , d'une odeur moins agréable que le thé Hayswen , en général, plus chargés de débris et de menus, et d'une grande friabilité ; l'infusion conserve

une odeur assez désagréable, une couleur oran-
gée brune.

Le commerce distingue plusieurs variétés de
thés noirs, nommés thé Pekao, thé Saotchon
ou Souchon, enfin, le thé Boui.

Je viens de faire connaître combien l'usage
du thé est considérable en Angleterre; on
comprend dès-lors combien cette substance,
devenue presque un objet de première nécessité, a dû subir d'altérations; ce qui, du reste,
est confirmé par un rapport fait à la chambre
des communes, en 1783, dans lequel l'auteur
démontre que la quantité de faux thés fabriqués
pendant une année en Angleterre, avec les
feuilles du *prunus spinosa* (prunier sauvage),
de frêne ou de sureau, colorées, soit en noir,
au moyen d'une teinture de bois de campêche,
soit en vert, au moyen des sels de cuivre, s'est
élevé à plus de quatre millions de livres, tandis que la consommation du vrai thé ne mon-
tait pas à plus de six millions.

Les thés, colorés au moyen du bois de campêche, se reconnaissent facilement : soit en les humectant légèrement, et, dans cet état, les frottant sur une feuille de papier blanc, sur laquelle ils produisent instantanément une tache noire bleuâtre ; soit en les projetant dans l'eau, à laquelle ils donnent de suite une teinte de la même couleur, et qui rougit, en y versant une ou deux gouttes d'acide sulfurique.

Le thé vert, mis à macérer dans l'eau, lui communique une couleur ambrée que l'acide sulfurique ne rougit pas.

Les sels de cuivre peuvent se reconnaître au moyen d'une eau légèrement ammoniacale, dans laquelle le thé est mis à macérer, et à laquelle il communique une couleur bleu-saphir.

En 1844, disent les *Annales d'hygiène,* l'administration fut informée que du thé appelé

Beliana, provenant d'un navire anglais qui avait fait naufrage sur les côtes de France, avait été repêché, lavé à l'eau pour le priver du sel marin, puis coloré en vert par un mélange d'indigo, de talc et de chromate de plomb, pour être livré ensuite au commerce.

Les auteurs de cette falsification dangereuse, condamnés d'abord en police correctionnelle à 50 fr. d'amende et à huit jours de prison, furent acquittés par la cour royale; et, par suite de cet arrêt, le thé, encore chargé de chromate de plomb, fut rendu au sieur A..., négociant, et l'un des auteurs de cette coupable manipulation.

VIN.

Les vins sont les produits de la fermentation du suc de raisin : ils contiennent de l'eau, de l'alcool, une matière mucilagineuse, un principe colorant, de l'acide acétique, une petite quantité de bitartrate de potasse, du chlorure de potassium, du sulfate de potasse, un principe volatil, qui forme le bouquet particulier aux vins, principe dénommé, par MM. Liebig et Pèlouze, éther œnanthique.

Les boissons fermentées, prises à doses modérées, excitent l'estomac ; comme les assaisonnements solides, elles activent la circulation, en augmentant les sécrétions, et facilitent la digestion.

Prises à trop fortes doses, elles font succéder au sentiment de ce qu'elles ont produit, un état de langueur proportionné au développement de surexcitation qui a précédé.

On peut faire cesser cet abattement et rendre aux organes leur excitabilité, en avalant huit gouttes d'ammoniac, ou mieux encore, trente gouttes d'acétate d'ammoniac. Si le sujet rejette ce véhicule, on peut en renouveler la dose au bout de quelques minutes.

L'histoire rapporte que dans le XVIe siècle, on signala des accidents nombreux résultant de l'emploi des vins lithargés dans le but de diminuer leur acidité.

Tandis que, dans le XVIIe siècle, on imprimait à Altona, que pour conserver au vin sa saveur, il fallait y mettre trois à quatre livres de plomb.

Cependant en 1698, un homme fut condamné à mort à Esslingen, pour avoir empoisonné du vin, au moyen du plomb.

L'histoire rapporte encore qu'en 1804, on constata, près d'Hartleben, des empoisonnements, par suite de cet infâme procédé, dont l'invention est attribuée à un individu nommé Martin-le-Bavarois [1].

[1] Je dois à l'extrême obligeance de M. le docteur Hignard, chargé d'un service médical à l'Hôtel-Dieu de Nantes, les faits suivants :

B........ Pierre, jardinier, âgé de 31 ans, est entré à

Voici, du reste, les moyens de reconnaître
les altérations que le vin a subies :

l'Hôtel-Dieu de Nantes le 26 avril 1846. Il demeurait, il y a
huit mois, époque à laquelle il est tombé malade, chez M. de
F......, au château de K......, près Plouay (Finistère). Sa
maladie, qui a présenté tous les symptômes de l'intoxication
saturnine, a été causée par l'usage prolongé de cidre contenant évidemment une grande proportion de litharge. B........
n'est pas le seul, en effet, qui ait ressenti les fâcheux effets
de cette boisson toxique : sur neuf autres personnes, faisant
comme lui usage habituel de cette boisson, quatre en ont
surtout souffert à un haut degré, puisque la mort est venue
terminer leur maladie. La première personne qui a succombé
est une femme de chambre ; elle est morte après un mois de
maladie. Les trois autres, hommes de travail, sont morts
dans le mois suivant. Ces gens s'étaient aperçus que ce cidre
était extraordinairement blanc, épais et douçâtre, aussi ne
le buvaient-ils qu'avec dégoût, ils répandaient même souvent
par terre une grande partie de ce qu'ils avaient versé dans
leur verre. Il est bon de dire que ce cidre n'avait pas été fait
dans la maison, mais bien acheté d'un marchand du pays ;
il ne serait pas croyable non plus qu'un propriétaire voulût
ainsi s'exposer à empoisonner ses gens avec de la litharge. —
Tous ces malades offrirent, à ce qu'il paraît, les symptômes
les plus tranchés de l'intoxication saturnine ; c'est-à-dire une
constipation opiniâtre, de violentes coliques et des douleurs
dans les membres ; quelques-uns même de la paralysie des
poignets. Le malade que nous avons sous les yeux présente
également ce symptôme. Il a d'abord souffert pendant quatre
mois de violentes coliques s'accompagnant de constipation ;
c'est ensuite qu'a paru la paralysie des avant-bras. C'est
pour se faire traiter de cette paralysie, que le malade s'est

On fait évaporer jusqu'à siccité, dans une capsule de porcelaine, une certaine quantité du vin que l'on présume altéré ; on mêle le résidu avec du charbon en poudre, puis on introduit le mélange dans un creuset auquel on ajoute un couvercle ; on fait rougir : s'il y a du plomb, on le trouve réuni en culot ou divisé en grains qui sont mêlés au charbon.

En général, les vins altérés par les oxides de plomb [1], dans le but d'en diminuer l'aci-

décidé à venir à Nantes et à entrer à l'Hôtel-Dieu. Lorsque nous le vîmes, nous examinâmes les gencives : nous constatâmes l'existence d'un liseré bleu, caractéristique de l'intoxication saturnine ; nous interrogeâmes alors le malade dans ce sens, et nous eûmes de lui tous les détails que l'on vient de lire.

[1] C........ Pierre, âgé de 35 ans, manœuvre, demeurant à Aigrefeuille, n'ayant jamais travaillé au plomb, n'ayant jamais mis ses boissons dans des vases vernissés en plomb, fut atteint, il y a trois mois, de douleurs d'estomac qui furent suivies de coliques vives, privant complètement le malade de sommeil. Depuis le commencement de la maladie, il se montra une constipation opiniâtre ; le malade est resté environ un mois sans aller à la selle.

Entré à l'Hôtel-Dieu de Nantes (salle 5, n° 9) le 22 avril 1846, il n'avait plus de douleurs abdominales, dité , ont une saveur syptique , métallique , sucrée.

On pourrait encore, pour signaler la présence des sels de plomb dans le vin , les traiter par l'hydrogène sulfuré qui donne un précipité noir, ou par l'hydriodate de potasse , qui donne un précipité jaune.

Si l'essai se fait sur des vins rouges, on doit tout d'abord décolorer le vin par le chlore liquide , dont on chasse ensuite l'excès par l'évaporation ; les vins blancs n'ont pas besoin d'être soumis à cette décoloration.

mais encore un peu de constipation. De plus, le malade se plaignait d'assez vives douleurs de tête. — Les gencives sont bordées d'un liseré bleu très-marqué qui fait croire chez cet homme à une intoxication saturnine. La considération des symptômes précédents doit confirmer le médecin dans cette pensée.

Mais, la cause de cette intoxication, où la chercher? Cet homme était dans l'habitude de fréquenter les cabarets de l'endroit. Ce doit être nécessairement dans un de ces cabarets, dans celui peut-être qu'il fréquentait le plus habituellement, qu'il aura bu du vin contenant de la litharge. — Il serait bon de savoir s'il y a eu à Aigrefeuille d'autres cas d'intoxication saturnine.

Les vins sont encore altérés par l'alun, à l'effet de les rendre plus rouges, moins altérables, et de les rendre plus clairs et plus limpides. Cette sophistication se reconnaît, dans les vins, à l'aide de l'ammoniac et de la potasse, qui donnent naissance à un précipité blanc.

On peut encore se servir, pour reconnaître cette sophistication, des solutions de carbonate de soude et de nitrate, ou hydro-chlorate de baryte.

La coloration des vins avec les bois d'Inde, de Pernambouc, avec le tournesol en drapeau, les baies d'hyèble, de troëne, de myrtille, se reconnaît à leur saveur astringente et aux taches que ces vins produisent sur le linge, par la dissolution de proto-hydro-chlorate et de deuto-hydro-chlorate d'étain.

Voici, du reste, le procédé que M. Orfila conseille :

Commencez par préparer les trois dissolutions suivantes :

1° 4 grammes d'alun dans 150 grammes d'eau distillée.

2° 2 grammes de liqueur fumante de libavius dans 2 onces d'eau distillée.

3° 4 grammes de proto-hydro-chlorate d'étain dans 60 grammes d'eau distillée.

Puis, dans 15 grammes du vin dont on veut connaître la nature, versez la valeur de 2 gr. de chacune de ces trois dissolutions. Cela fait, décomposez ce mélange au moyen de quelques gouttes d'ammoniac : alors l'alumine et les oxides d'étain se précipitent, entraînant les matières colorantes, dont le tableau ci-contre indique l'état d'être :

NOMS DES VINS ou des MATIÈRES qui les colorent.	PRÉCIPITÉ par L'ALUN et par L'AMMONIAC.	PRÉCIPITÉ par le Proto-hydro-chlorate D'ÉTAIN, et par L'AMMONIAC.	PRÉCIPITÉ par le Deuto-hydro-chlorate D'ÉTAIN, et par L'AMMONIAC.
Vin de Bourgogne.	Couleur de bronze foncé.	Bleu sale, plus ou moins clair.	Bleu ou gris foncé bleuâtre.
Vin de Mâcon.	Idem.	Idem.	Gris foncé bleuâtre.
Vin de Bordeaux.	Idem.	Idem.	Bleu très-foncé.
Baies de myrtille.	Olive foncée, vu par réflexion.	Gris ardoise.	Gris de fer foncé.
Baies d'hyèble.	Olive claire, vu par réflexion.	Vert olive grisâtre.	Gris vert-bouteille.
Baies de troëne.	Vert foncé.	Gris ardoise.	Gris brun.
Bois de Pernambouc.	Rouge-violet.	Violet.	Rouge brun foncé.
Bois d'Inde.	Lie de vin très-foncée.	Idem.	Brun foncé.
Tournesol.	Bleu, vu par réflexion, et rouge par réfraction.	Bleu d'azur clair.	Bleu d'azur foncé, vu par réflexion.

D'après divers auteurs, les vins colorés artificiellement donnent, traités par la potasse, les colorations suivantes :

Avec les baies d'hyèble, un précipité violâtre ;

Avec le bois d'Inde, un précipité rouge-violacé ;

Avec les baies de mûres, un précipité violâtre ;

Avec le bois de Pernambouc, un précipité rouge ;

Avec la matière colorante de betterave, un précipité rouge ;

Avec le tournesol en drapeau, un précipité violet-clair ;

Avec le troëne, un précipité violet-bleu ;

Avec le phytolaca, un précipité jaune.

VINAIGRE.

Les vinaigres, en France, ont été altérés depuis quelques années, comme l'ont démontré les chimistes de plusieurs villes de France.

Ce liquide acide, que les riches et les pauvres emploient comme condiment dans les aliments dont ils font journellement usage, est souvent altéré : 1° par l'acide sulfurique, (huile de vitriol) ; 2° l'eau, dans la proportion de moitié ou d'un tiers ; 3° par l'acide tartarique. L'analyse a également démontré que les acides azotique et chloro-hydrique servaient aux fraudeurs pour altérer les vinaigres.

Le vinaigre, comme tout le monde sait, est le produit de la fermentation acide du vin ; cependant on l'extrait encore du cidre et du poiré.

Journellement, dans le commerce, on fabrique, avec le sirop de fécule, avec les eaux de lavage des formes à sucre, dites eaux de bac, avec des lies de vin, enfin, avec les bacquetures recueillies sous les comptoirs des marchands de vin, des vinaigres livrés plus tard à la consommation.

Le vinaigre est tantôt d'un rouge clair, tantôt. d'un blanc jaunâtre, suivant qu'il a été préparé avec des vins rouges ou blancs.

Son odeur est assez agréable, sa saveur est piquante et acide. Il est composé d'une grande quantité d'eau, d'acide acétique, malique et tartarique. L'analyse y décèle l'existence des sulfates et muriates, une matière colorante, une substance organique azotée ayant la forme d'une membrane épaisse, élastique, communément appelée mère de vinaigre.

Huit grammes de carbonate de chaux peuvent facilement neutraliser l'acidité de 100 gr. de vinaigre de vin de bonne qualité.

Le vinaigre distillé est parfaitement incolore, d'une odeur suave, tirant un peu sur celle de l'éther acétique. Sa saveur, moins forte que celle du vinaigre ordinaire, en raison de ce qu'il contient moins d'acide réel, à poids égal, que le vinaigre d'où il a été retiré, le fait rechercher des personnes délicates et d'un goût raffiné.

On parvient à décolorer parfaitement bien le vinaigre en le filtrant sur du *charbon animal*, et non sur le *noir animal* ou *charbon d'os*, employés pour la raffinérie, dont une partie des phosphates est enlevée par le vinaigre, en raison de l'extrême solubilité de ces sels dans les acides les plus faibles. A ma connaissance, des négociants en vinaigre ont été dupes de leur ignorance, en utilisant, pour décolorer leur vinaigre, le noir animal, charbon d'os, au lieu du charbon animal ; erreur qui leur suscita un commencement de poursuite, suivie d'un arrêt de non-lieu basé sur le caractère de bonne foi des parties en cause.

Je viens de faire connaître que souvent les fraudeurs altéraient les vinaigres à l'aide de l'eau dans un rapport de moitié ou d'un tiers ; mais comme la densité des vinaigres et leur degré à l'aréomètre ne peuvent indiquer leur véritable force, on est obligé, pour connaître ce genre de sophistication, de la rechercher expérimentalement par la quantité de base qu'ils saturent, à l'effet d'évaluer ensuite celle de l'acide acétique.

Ainsi, comme on le voit, le moyen de reconnaître cette falsification, est fondé sur la quantité d'alcali que peut saturer un poids connu de l'acide que l'on essaie ; mais voici comment on s'y prend. On place, dans une capsule de porcelaine, une quantité connue de vinaigre coloré en rouge, par un peu de teinture de tournesol ; alors on y projette peu à peu, et en agitant, du carbonate de soude desséché, qu'on tient renfermé dans un flacon taré. Lorsque la saturation est effectuée, ce qu'il est facile de reconnaître à la couleur bleue qu'a prise alors le vinaigre, on pèse le flacon, et la différence du poids indique celui du carbonate qui a été employé.

Si cette fraude, comme on le voit, n'a rien de nuisible à la santé ; elle n'en porte pas moins un préjudice à l'acheteur, en le forçant de payer le litre de ce liquide le double de ce qu'il devait être payé.

Mais il n'en est pas ainsi des vinaigres altérés par les acides minéraux, sulfuriques, hydro-chloriques et azotiques, dont l'addition est incontestablement plus blâmable que celle de substances végétales, aromatiques, en raison des influences les plus désastreuses qu'elle peut avoir sur la santé : son usage peut donc être regardé dans ce cas comme un délit. A ce double point de vue, je dois donc m'appesantir sur les moyens de les découvrir, et signaler au public les procédés les plus propres pour en reconnaître les traces.

L'acide sulfurique mélangé au vinaigre, se reconnaît en le réduisant, à l'aide d'une chaleur douce, dans une capsule de porcelaine, au huitième de son poids; traitant alors ce résidu par six fois son volume d'alcool, on l'évapore lentement, après y avoir ajouté son volume d'eau. Enfin, lorsqu'on suppose que l'alcool est évaporé, on verse dans le résidu l'hydro-chlorate de baryte; dans le cas d'un précipité, il faut encore voir s'il se dissout dans un exècs d'acide hydro-chlorique. Ce précipité n'a jamais lieu, lorsqu'on opère sur des vinaigres non falsifiés.

On peut encore tremper un morceau de linge ou de papier dans le vinaigre que l'on veut essayer, puis on le dessèche vivement. Si le vinaigre contient de l'acide sulfurique, le papier ou le linge se noircissent et se char-bonnent par la concentration de l'acide.

L'acide hydro-chlorique ajouté au vinaigre, se reconnaît à l'aide du nitrate d'argent; mais il faut préalablement distiller une portion du vinaigre, et, dans le produit distillé, verser du nitrate d'argent, qui, s'il existe de l'acide hydro-chlorique, donne naissance à un précipité insoluble dans l'acide nitrique, et soluble, au contraire, dans l'ammoniac.

L'acide nitrique se reconnaît dans le vinaigre, à l'aide du carbonate de potasse que l'on projette dans ce liquide, lequel donne naissance à un nitrate de potasse et à un dégagement d'acide-carbonique qui se volatilise ; évaporant alors le vinaigre, on obtient des cristaux de nitrate de potasse, reconnaissables : 1° à leur forme ; 2° à la déflagration qu'ils produisent lorsqu'on les projette sur des charbons ardents ; 3° aux vapeurs blanches d'acide nitrique qu'on en dégage au moyen de l'acide sulfurique concentré, et aux vapeurs rougeâtres qui se forment, lorsqu'après l'avoir mélangé avec de la tournure de cuivre, on verse sur le mélange de l'acide sulfurique.

Le vinaigre peut encore être altéré par des

substances âcres, extraites de certains végétaux; cette altération, qui est souvent prati-
quée pour donner plus de saveur piquante au
vinaigre du commerce, peut être facilement
reconnue à la dégustation, car il laisse un
arrière-goût âcre et brûlant au palais et à la
gorge. Les substances dont les falsificateurs
se servent le plus ordinairement sont les suivantes : le poivre long, la semence de moutarde, le poivre de Guinée, la racine de py-
rethe, le garou ; mais ce moyen, qui peut en
imposer jusqu'à un certain point, peut être facilement reconnu par l'addition dans ce vinaigre
du sous-carbonate de potasse, de manière à
le saturer ; ramené à cet état, le vinaigre falsifié
ne perd presque rien de sa saveur brûlante et
âcre, tandis que le vinaigre pur la perd entièrement par la saturation d'un alcali.

[illegible]

ÉTAT GÉNÉRAL

DES

ATELIERS ET ÉTABLISSEMENTS

INSALUBRES ET INCOMMODES.

ATELIERS

ET

ÉTABLISSEMENTS

INSALUBRES ET INCOMMODES.

ÉTAT GÉNÉRAL

Des ateliers et établissements qui, à raison de l'in-salubrité, ou de l'incommodité, ou des dangers qui en résultent pour le voisinage, ne peuvent être formés spontanément et sans permission, soit qu'ils ne produisent qu'un de ces inconvénients, soit qu'ils en réunissent plusieurs.

DÉSIGNATION des ATELIERS ET ÉTABLISSEMENTS insalubres, ou incommodes, ou dangereux.	INDICATION SOMMAIRE de leurs inconvénients.	Classes dans lesquelles ils sont rangés.	DATES des décret et ordonnances de classement.
Absinthe (Distillerie d'extrait ou es-prit d').	Danger d'incendie..	2°	9 fév. 1825.

DÉSIGNATION des ATELIERS ET ÉTABLISSEMENTS insalubres, ou incommodes, ou dangereux.	INDICATION SOMMAIRE de leurs inconvénients.	Classes dans lesquelles ils sont rangés.	DATES des décret et ordonnances de classement.
Acétate de plomb, *Sel de Saturne* (Fabrication de l').	Quelques inconvénients, mais seulement pour la santé des ouvriers.	3ᵉ	14 janv. 1815.
Acide muriaique (Fabrication de l') à vases clos.	Odeur désagréable et incommode quand les appareils perdent, ce qui a lieu de temps à autre.	2ᵉ	*Idem.*
Acide muriatique oxigéné (Fabrication de l'). Voir *Chlore.*	*Idem*	2ᵒ	*Idem.*
Acide muriatique oxigéné (Fabrication de l'), quand il est employé dans les établissements mêmes où on le prépare. Voir *Chlore.*	*Idem*	2ᵉ	9 fév. 1825.

DÉSIGNATION des ATELIERS ET ÉTABLISSEMENTS insalubres, ou incommodes, ou dangereux.	INDICATION SOMMAIRE de leurs inconvénients.	Classes dans lesquelles ils sont rangés.	DATES des décret et ordonnances de classement.
Acide nitrique, *Eau forte* (Fabrication de l').	Ne se fabrique plus d'après l'ancien procédé. *Voir* l'article ci-après.	1ʳᵉ	14 janv. 1815.
Acide nitrique, *Eau forte* (Fabrication de l') par la décomposition du salpêtre au moyen de l'acide sulfurique, dans l'appareil de *Wolf*.	Odeur désagréable et incommode quand les appareils perdent, ce qui a lieu de temps à autre.	2ᵉ	9 fév. 1825.
Acide pyroligneux (Fabriques d'), lorsque les gaz se répandent dans l'air sans être brûlés.	Beaucoup de fumée et odeur empyreumatique très-désagréable.	1ʳᵉ	14 janv. 1815.
Acide pyroligneux (Fabriques d'), lorsque les gaz sont brûlés.	Un peu de fumée et d'odeur empyreumatique.	2ᵉ	*Idem.*

DÉSIGNATION des ATELIERS ET ÉTABISSEMENTS insalubres, ou incommodes, ou dangereux.	INDICATION SOMMAIRE de leurs inconvénients.	Classes dans lesquelles ils sont rangés.	DATES des décret et ordonnances de classement.
Acide sulfurique (Fabrication de l').	Odeur désagréable, insalubre et nuisible à la végétation.	1re	14 janv. 1815.
Acier (Fabriques d').	Fumée et danger du feu.	2e	Idem.
Affinage de l'or ou de l'argent par l'acide sulfurique, quand les gaz dégagés pendant cette opération sont versés dans l'atmosphère.	Dégagement de gaz nuisibles.	1re	9 fév. 1825.
Affinage de l'or ou de l'argent par l'acide sulfurique, quand les gaz dégagés pendant cette opération sont condensés.	Très-peu d'inconvénients quand les appareils sont bien montés et fonctionnent bien.	2e	Idem.

DÉSIGNATION des ATELIERS ET ÉTABLISSEMENTS insalubres, ou incommodes, ou dangereux.	INDICATION SOMMAIRE de leurs inconvénients.	Classes dans lesquelles ils sont rangés.	DATES des décret et ordonnances de classement.
Affinage de l'or ou de l'argent au moyen du départ et du fourneau à vent. Voir *Or*.	Cet art n'existe plus.	2ᵉ	14 janv. 1815.
Affinage de métaux au fourneau à coupelle ou au fourneau à réverbère.	Fumée et vapeurs insalubres et nuisibles à la végétation.	1ʳᵉ	*Idem.*
Alcali caustique en dissolution (Fabrication de l'). Voir *Eau seconde*.	Très-peu d'inconvénients..........	3ᵉ	*Idem.*
Allumettes, (Fabrication d'). préparées avec des poudres ou matières détonnantes et fulminantes. Voir *Poudres fulminantes*.	Tous les dangers de la fabrication des poudres fulminantes.	1ʳᵉ	25 juin 1823.

DÉSIGNATION des ATELIERS ET ÉTABLISSEMENTS insalubres, ou incommodes, ou dangereux.	INDICATION SOMMAIRE de leurs inconvénients.	Classes dans lesquelles ils sont rangés.	DATES des décret et ordonnances de classement.
Amidonniers.......	Odeur fort désagréable.	1re	14 janv. 1815.
Arcansons ou résines de pin (travail en grand des), soit pour la fonte et l'épuration de ces matières, soit pour en extraire la térébenthine.	Danger du feu et odeur très-désagréable.	1re	9 fév. 1825.
Artificiers	Danger d'incendie et d'explosion.	1re	14 janv. 1815.
Batteur d'or et d'argent...........	Bruit	3e	Idem.
Bitume en planche (Fabriques de).	Danger d'incendie..	2e	9 fév. 1825.
Blanc de plomb ou de céruse (Fabriques de).	Quelques inconvénients, seulement pour la santé des ouvriers.	2e	14 janv. 1815.

DÉSIGNATION des ATELIERS ET ÉTABLISSEMENTS insalubres, ou incommodes, ou dangereux.	INDICATION SOMMAIRE de leurs inconvénients.	Classes dans lesquelles ils sont rangés.	DATES des décret et ordonnances de classement.
Bleu de Prusse (Fabriques de), lorsqu'on n'y brûle pas la fumée et le gaz hydrogène sulfuré	Odeur désagréable, insalubre.	1re	14 janv. 1815.
Bleu de Prusse (Fabriques de), lorsqu'elles brûlent leur fumée et le gaz hydrogène sulfuré, etc.	Très-peu d'inconvénients si les appareils sont parfaits, ce qui n'a pas lieu constamment.	2^e	*Idem.*
Bleu de Prusse (Dépôts de sang des animaux destiné à la fabrication du). Voir *Sang des animaux*.	Odeur très-désagréable, surtout si le sang conservé n'est pas à l'état sec	1re	9 fév. 1825.
Blanc d'Espagne (Fabriques de).	Très-peu d'inconvénients.	3^e	14 janv. 1815.

DÉSIGNATION des ATELIERS ET ÉTABLISSEMENTS insalubres, ou incommodes, ou dangereux.	INDICATION SOMMAIRE de leurs inconvénients.	Classes dans lesquelles ils sont rangés.	DATES des décret et ordonnances de classement.
Bois dorés (Brûleries des).	Très-peu d'inconvénients, l'opération se faisant très en petit.	3°	14 janv. 1815.
Borax artificiel (Fabriques de).	Très-peu d'inconvénients.	3°	9 fév. 1825.
Borax (Raffinage du).	*Idem*	3°	14 janv. 1815.
Boues et immondices (Dépôts de). Voir *Voiries.*	Odeur très-désagréable et insalubre.	1re	9 fév. 1825.
Bougies de blanc de baleine (Fabriques de).	Quelque danger d'incendie.	3°	*Idem.*
Boutons métalliques (Fabrications des).	Bruit	3°	14 janv. 1815.
Boyaudiers	Odeur très-désagréable et insalubre.	1re	*Idem.*

DÉSIGNATION des ATELIERS ET ÉTABLISSEMENTS insalubres, ou incommodes, ou dangereux.	INDICATION SOMMAIRE de leurs inconvénients.	Classes dans lesquelles ils sont rangés.	DATES des décret et ordonnances de classement.
Brasseries.........	Fumée épaisse quand les fourneaux sont mal construits, et un peu d'odeur.	3e	14 janv. 1815.
Briqueteries. Voir *Tuileries*.	Fumée abondante au commencement de la fournée.	2e	*Idem*.
Briqueteries ne faisant qu'une seule fournée en plein air, comme on le fait en Flandre.	*Idem*.............	3e	*Idem*.
Buanderies........	Inconvénients graves par la décomposition des eaux de savon, quand elles n'ont pas d'écoulement.	3e	*Idem*.
Calcination d'os d'animaux lorsqu'on n'y brûle pas la fumée.	Odeur très-désagréable de matières animales brûlées portée à une grande dist.	1re	9 fév. 1825.

DÉSIGNATION des ATELIERS ET ÉTABLISSEMENTS insalubres, ou incommodes, ou dangereux.	INDICATION SOMMAIRE de leurs inconvénients.	Classes dans lesquelles ils sont rangés.	DATES des décret et ordonnances de classement.
Calcination d'os d'animaux lorsque la fumée est brûlée.	Odeur toujours sensible, même avec des appareils bien construits.	2ᵉ	9 février 1825.
Camphre (Préparation et raffinage du).	Odeur forte, et quelque danger d'incendie.	3ᵉ	14 janv. 1815.
Caractères d'imprimerie (Fonderies de).	Très-peu d'inconvénients.	3ᵉ	*Idem.*
Cartonniers........	Un peu d'odeur désagréable.	2ᵉ	*Idem.*
Cendres (Laveurs de).	Très-peu d'inconvénients.	3ᵉ	*Idem.*
Cendres bleues et autres précipités du cuivre(Fabrication des).	Aucun inconvénient, si ce n'est celui de l'écoulement au-dehors des eaux de lavage.	3ᵉ	*Idem.*

DÉSIGNATION des ATELIERS ET ÉTABLISSEMENTS insalubres, ou incommodes, ou dangereux.	INDICATION SOMMAIRE de leurs inconvénients.	Classes dans lesquelles ils sont rangés.	DATES des décret et ordonnances de classement.
Cendres d'orfèvre (Traitement des) par le plomb.	Fumée et vapeurs insalubres.	1re	14 janv. 1815.
Cendres d'orfèvre (Traitement des) par le mercure et la distillation des amalgames.	Danger à cause du mercure en vapeur dans l'atelier.	2e	Idem.
Cendres gravelées (Fabrication des), lorsqu'on laisse répandre la fumée au-dehors.	Fumée très-épaisse et très-désagréable par sa puanteur.	1re	Idem.
Cendres gravelées (Fabrication des), lorsqu'on brûle la fumée, etc.	Un peu d'odeur....	2e	Idem.
Céruse (Fabriques de). Voir *Blanc de plomb.*	Quelques inconvénients, seulement pour la santé des ouvriers.	2e	Idem.

DÉSIGNATION des ATELIERS ET ÉTABLISSEMENTS insalubres, ou incommodes, ou dangereux.	INDICATION SOMMAIRE de leurs inconvénients.	Classes dans lesquelles ils sont rangés.	DATES des décret et ordonnances de classement.
Chairs ou débris d'animaux (les dépôts, les ateliers ou les fabriques où ces matières sont préparées par la macération , ou desséchées pour être employées à quelque autre fabrication).	Odeur très-désagréable.	1re	9 fév. 1825.
Chamoiseurs........	Un peu d'odeur....	2e	14 janv. 1815.
Chandeliers........	Quelque danger de feu et un peu d'odeur.	2e	*Idem.*
Chantiers de bois à brûler dans les villes.	Danger du feu exigeant la surveillance de la police.	3e	9 fév. 1825.
Chanvre (Rouissage du), en grand par son séjour dans l'eau.	Exhalaisons très-insalubres.	1re	14 janv. 1815.

DÉSIGNATION des ATELIERS ET ÉTABLISSEMENTS insalubres, ou incommodes, ou dangereux.	INDICATION SOMMAIRE de leurs inconvénients.	Classes dans lesquelles ils sont rangés.	DATES des décret et ordonnances de classement.
Chapeaux (Fabriques de).	Buée et odeur assez désagréables; poussière noire occasionnée par le battage après la teinture, et portée au loin.	2e	14 janv. 1815.
Charbon animal (la Fabrication ou la Révivification du), lorsqu'on n'y brûle pas la fumée.	Odeur très-désagréable de matières animales brûlées, portée à une grande distance.	1re	9 fév. 1825.
Charbon animal (la Fabrication ou la Révivification du), lorsque la fumée est brûlée.	Odeur toujours sensible, même avec des appareils bien construits.	3e	Idem.
Charbon de bois, dans les villes (Les dépôts de).	Danger d'incendie, surtout quand les charbons ont été préparés à vases clos, attendu qu'ils peuvent prendre feu spontanément.	3e	Idem.

DÉSIGNATION des ATELIERS ET ÉTABLISSEMENTS insalubres, ou incommodes, ou dangereux.	INDICATION SOMMAIRE de leurs inconvénients.	Classes dans lesquelles ils sont rangés.	DATES des décret et ordonnances de classement.
Charbon de bois fait à vases clos.	Fumée et danger du feu.	2e	14 janv. 1815.
Charbon de terre (Epurage du), à vases ouverts.	Fumée et odeur très-désagréables.	1re	Idem.
Charbon de terre épuré, lorsqu'on travaille à vases clos.	Un peu d'odeur et de fumée.	2e	Idem.
Châtaignes (Dessiccation et conservation des).	Très-peu d'inconvénients, attendu que c'est une opération de ménage.	2e	Idem.
Chaux (Fours à) permanents, étaient primitivement rangés dans la 1re classe.	Grande fumée. . . .	2e	29 juill. 1818.

DÉSIGNATION des ATELIERS ET ÉTABLISSEMENTS insalubres, ou incommodes, ou dangereux.	INDICATION SOMMAIRE de leurs inconvénients.	Classes dans lesquelles ils sont rangés.	DATES des décret et ordonnances de classement.
Chaux (Fours à), ne travaillant pas plus d'un mois par année.	Grande fumée. . . .	3ᵉ	14 janv. 1815.
Chicorée-café (Fabriques de).	Très-peu d'inconvénients.	3ᵉ	9 févr. 1825.
Chiffonniers	Odeur très-désagréable et insalubre.	2ᵉ	14 janv. 1815.
Chlore, *Acide muriatique oxigéné* (Fabrication du), quand ce produit est employé dans les établissements mêmes où on le prépare.	Odeur désagréable et incommode quand les appareils perdent, ce qui a lieu de temps à autre.	2ᵉ	9 févr. 1825.
Chlorures alcalins, *Eau de javelle* (Fabrication en grand des) destinés au commerce, aux fabriques.	Odeur désagréable et incommode quand les appareils perdent, ce qui a lieu de temps à autre.	2ᵉ	*Idem.*

DÉSIGNATION des ATELIERS ET ÉTABLISSEMENTS insalubres, ou incommodes, ou dangereux.	INDICATION SOMMAIRE de leurs inconvénients.	Classes dans lesquelles ils sont rangés.	DATES des décret et ordonnances de classement.
Chlorures alcalins, *Eau de javelle* (Fabrication des), quand ces produits sont employés dans les établissements mêmes où ils sont préparés.	Inconvénients moindres que ci-dessus, les produits étant moins abondants.	2ᵉ	9 fév. 1825.
Chromate de plomb (Fabriques de).	Très-peu d'inconvénients.	3ᵉ	*Idem.*
Cire à cacheter (Fabriques de).	Quelque danger du feu.	2ᵉ	14 janv. 1815.
Ciriers.	Danger du feu . . .	3ᵉ	*Idem.*
Colle forte (Fabriques de).	Mauvaise odeur. .	1ᵉ	*Idem.*
Colles de parchemin et d'amidon (Fabriques de).	Très-peu d'inconvénients.	3ᵉ	*Idem*

DÉSIGNATION des ATELIERS ET ÉTABLISSEMENTS insalubres, ou incommodes, ou dangereux.	INDICATION SOMMAIRE de leurs inconvénients.	Classes dans lesquelles ils sont rangés.	DATES des décret et ordonnances de classement.
Colle de peau de la-pin (Fabriques de).	Un peu de mauvaise odeur.	2e	9 fév. 1825.
Cordes à instruments (Fabriques de).	Sans odeur, si les eaux du lavage ont un écoulement con-venable, ce qui n'a pas lieu ordinaire-ment.	1re	14 janv. 1815.
Corne (Travail de la), pour la réduire en feuilles.	Un peu de mauvaise odeur.	3e	Idem.
Corroyeurs	Mauvaise odeur . . .	2°	Idem.
Couverturiers. . . .	Danger causé par le duvet de laine en suspension dans l'air; odeur d'huile rance et de vapeurs sulfureuses quand les soufroirs sont mal construits.	2°	Idem.

DÉSIGNATION des ATELIERS ET ÉTABLISSEMENTS insalubres, ou incommodes, ou dangereux.	INDICATION SOMMAIRE de leurs inconvénients.	Classes dans lesquelles ils sont rangés.	DATES des décret et ordonnances de classement.
Cretonniers.	Mauvaise odeur et danger du feu.	1re	14 janv. 1815.
Cristaux (Fabriques de). Voir *Verre*.	Fumée et danger du feu.	1re	*Idem.*
Cristaux de soude, *Sous-carbonate de soude cristallisé* (Fabrication de).	Très-peu d'inconvénients.	3e	*Idem.*
Cuirs vernis (Fabriques de).	Mauvaise odeur et danger du feu.	1re	*Idem.*
Cuirs verts (Dépôts de).	Odeur désagréable et insalubre.	2e	*Idem.*
Cuivre (Fonte et laminage du).	Fumée, exalaisons insalubres et danger du feu.	2e	*Idem.*
Débris d'animaux (Dépôts, etc., de). Voir *Chairs*.	Odeur très-désagréable.	1re	9 févr. 1825.

DÉSIGNATION des ATELIERS ET ÉTABLISSEMENTS insalubres, ou incommodes, ou dangereux.	INDICATION SOMMAIRE de leurs inconvénients.	Classes dans lesquelles ils sont rangés.	DATES des décret et ordonnances de classement.
Dégraisseurs. Voir *Teinturiers — dé - graisseurs.*	Très-peu d'inconvé- nients.	3e	14 janv. 1815.
Dégras ou huile épaisse à l'usage des tanneurs (Fa- briques de).	Odeur très-désagréa- ble et danger d'incendie.	1re	9 févr. 1825.
Doreurs sur métaux.	On a à craindre les maladies des do- reurs, le tremble- ment , etc. ; mais ce n'est que pour les ouvriers.	3e	14 janv. 1815.
Eau de Javelle (Fa- brication de l'). Voir *Chlorures alcalins.*	Odeur désagréable et incommode quand les appareils per- dent, ce qui a lieu de temps à autre.	1re et 2e	9 fév. 1825.
Eau-de-vie (Distil- leries d').	Danger du feu. . . .	2e	14 janv. 1815.

DÉSIGNATION des ATELIERS ET ÉTABLISSEMENTS insalubres, ou incommodes, ou dangereux.	INDICATION SOMMAIRE de leurs inconvénients.	Classes dans lesquelles ils sont rangés.	DATES des décret et ordonnances de classement.
Eau forte (Fabrication de l'). Voir *Acide nitrique*.	Odeur désagréable et incommode quand les appareils perdent, ce qui a lieu de temps à autre.	1re et 2e	14 janv. 1815. et 9 fév. 1825.
Eau seconde (Fabrication de l') des peintres en bâtiments, *Alcali caustique en dissolution*.	Très-peu d'inconvénients.	3e	14 janv. 1815.
Ecarrissage	Odeur très-désagréable.	1re	*Idem*.
Echaudoirs ou cuisson des abattis des animaux tués pour la boucherie.	Mauvaise odeur . . .	1re	*Idem*.
Emaux (Fabriques d') Voir *Verre*.	Fumée.	1re	*Idem*.

DÉSIGNATION des ATELIERS ET ÉTABLISSEMENTS insalubres, ou incommodes, ou dangereux.	INDICATION SOMMAIRE de leurs inconvénients.	Classes dans lesquelles ils sont rangés.	DATES des décret et ordonnances de classement.
Encre à écrire (Fabriques d').	Très-peu d'inconvénients.	3e	14 janv. 1815.
Encre d'imprimerie (Fabriques d').	Odeur très-désagréable, et danger du feu.	1re	Idem.
Engrais (Les dépôts de matières provenant de la vidange des latrines ou des animaux, destinés à servir d'). Voir *Poudrette, Urate*.	Odeur très-désagréable et insalubre.	1re	9 fév. 1825.
Esbayeurs.	Très-peu d'inconvénients.	3e	14 janv. 1815.
Etain (Fabrication des feuilles d')	Peu d'inconvénients, l'opération se faisant au laminoir.	3e	Idem.

DÉSIGNATION des ATELIERS ET ÉTABLISSEMENTS insalubres, ou incommodes, ou dangereux.	INDICATION SOMMAIRE de leurs inconvénients.	Classes dans lesquelles ils sont rangés.	DATES des décret et ordonnances de classement.
Étoupilles (Fabriques d') préparées avec des poudres ou matières détonnantes et fulminantes. Voir *Poudres fulminantes*.	Tous les dangers de la fabrication des poudres fulminantes.	1er	25 juin 1823.
Faïence (Fabriques de).	Fumée au commencement des fournées.	2e	14 janv. 1815.
Fécule de pommes de terre (Fabriques de).	Mauvaise odeur provenant des eaux de lavage quand elles sont gardées.	3e	9 fév. 1825.
Fer-blanc (Fabriques de).	Très-peu d'inconvénients.	3e	14 janv. 1815.
Fonderies au fourneau à la *Vilkinson*.	Fumée et vapeur nuisibles.	2e	9 février 1825.

DÉSIGNATION des ATELIERS ET ÉTABLISSEMENTS insalubres, ou incommodes, ou dangereux.	INDICATION SOMMAIRE de leurs inconvénients.	Classes dans lesquelles ils sont rangés	DATES des décret et ordonnances de classement.
Fondeurs en grand au fourneau à reverbère.	Fumée dangereuse, surtout dans les fourneaux où l'on traite le plomb, le zinc, le cuivre, etc.	2e	14 janv. 1815.
Fondeurs au creuset.	Un peu de fumée.	3e	Idem.
Fourneaux (Hauts). La formation de ces établissements est régie par la loi du 21 avril 1810.	Fumée épaisse et danger du feu.	1re	Idem.
Fromages (Dépôts de).	Odeur très-désagréable.	3e	Idem.
Galipots ou résines du pin (Travail en grand des), soit pour la fonte et l'épuration de ces matières, soit pour en extraire la térébenthine.	Danger du feu et odeur très-désagréable.	1re	9 février 1825.

DÉSIGNATION des ATELIERS ET ÉTABLISSEMENTS insalubres, ou incommodes, ou dangereux.	INDICATION SOMMAIRE de leurs inconvénients.	Classes dans lesquelles ils sont rangés.	DATES des décret et ordonnances de classement.
Galons et tissus d'or et d'argent (Brûleries en grand des).	Mauvaise odeur . . .	2ᶜ	14 janv. 1815.
Gaz hydrogène (Tous les établissements d'eclairage par le), tant les usines où le gaz est fabriqué, que les dépôts où il est conservé.	Odeur désagréable et fumée pour les seuls ateliers, mais qui s'étend aux environs de temps à autre.	2ᵉ	20 août 1824.
Gaz (Ateliers pour le grillage des tissus de coton par le). La surveillance de la police locale, établie par l'ordonnance du 20 août 1824 pour les ateliers d'éclairage par le gaz, est applicable aux ateliers pour le grillage.	Peu d'inconvénients, l'opération se faisant en petit.	3ᶜ	9 fév. 1825.

DÉSIGNATION des ATELIERS ET ÉTABLISSEMENTS insalubres, ou incommodes, ou dangereux.	INDICATION SOMMAIRE de leurs inconvénients.	Classes dans lesquelles ils sont rangés.	DATES des décret et ordonnances de classement.
Gélatine extraite des os (Fabrication de la) par le moyen des acides et de l'ébullition.	Odeur assez désagréable quand les matières ne sont fraîches.	3e	9 février 1825.
Genièvre (Distilleries de).	Danger du feu	2e	14 janv. 1815.
Glaces (Etamage des).	Inconvénients pour les ouvriers seulement, qui sont sujets au tremblement des doreurs.	3e	*Idem.*
Goudron (Fabrication du).	Très-mauvaise odeur et danger du feu.	1re	*Idem.*
Goudron (Fabriques de) à vase clos. Etaient primitivement rangées dans la 2e classe.	Danger du feu, fumée et un peu d'odeur.	1re	9 fév. 1825.

DÉSIGNATION des ATELIERS ET ÉTABLISSEMENTS insalubres, ou incommodes, ou dangereux.	INDICATION SOMMAIRE de leurs inconvénients.	Classes dans lesquelles ils sont rangés.	DATES des décret et ordonnances de classement.
Goudrons (Travail en grand des), soit pour la fonte et l'épuration de ces matières, soit pour en extraire la térébenthine:	Odeur insalubre et danger du feu.	1re	9 fév. 1825.
Grillage de tissus de coton par le gaz (Ateliers de). Voir *Gaz hydrogène.*	Peu d'inconvénients, l'opération se faisant en petit.	3^e	*Idem.*
Hareng (Saurage du).	Mauvaise odeur.....	2^e	14 janv. 1815.
Hongroyeurs	*Idem*............	2^e	*Idem.*
Huile de pied de bœuf (Fabriques d').	Mauvaise odeur causée par les résidus.	1re	*Idem.*
Huile de poisson (Fabriques d').	Odeur désagréable et danger du feu.	1re	*Idem.*

DÉSIGNATION des ATELIERS ET ÉTABLISSEMENTS insalubres, ou incommodes, ou dangereux.	INDICATION SOMMAIRE de leurs inconvénients.	Classes dans lesquelles ils sont rangés.	DATES des décret et ordonnances de classement.
Huile de thérébentine et huile d'aspic (Distillation en grand de l').	Odeur désagréable et danger du feu.	1re	14 janv. 1815.
Huile de térébenthine et autres huiles essentielles (Dépôts d'). Doivent être isolés de toute habitation.	Danger du feu, d'autant plus grand, que l'huile peut se volatiliser dans les magasins, et que l'approche d'une lumière détermine l'inflammation.	2^e	9 fév. 1825.
Huile épaisse à l'usage des tanneurs (Fabriques d'). Voir *Dégras*.	Odeur très-désagréable et danger d'incendie.	1re	*Idem.*
Huile rousse (Fabriques d') extraite des cretons et débris de graisse à une haute température.	*Idem*	1re	9 fév. 1825.

DÉSIGNATION des ATELIERS ET ÉTABLISSEMENTS insalubres, ou incommodes, ou dangereux.	INDICATION SOMMAIRE de leurs inconvénients.	Classes dans lesquelles ils sont rangés.	DATES des décret et ordonnances de classement.
Huiles (Epuration des) au moyen de l'acide sulfurique.	Danger du feu et mauvaise odeur produite par les eaux d'épuration.	2ᵉ	14 janv. 1815.
Indigoteries	Cet art, qu'on avait essayé en France, n'y existe plus.	2ᵉ	*Idem.*
Laques (Fabrication des).	Très-peu d'inconvénients.	3ᵉ	*Idem.*
Lard (Ateliers à enfumer le).	Odeur et fumée	2ᵉ	*Idem.*
Lavoirs à laine (Etablissement des).	Doivent être placés sur les rivières et ruisseaux, au-dessous des villes et villages.	3ᵉ	9 fév. 1825.
Liqueurs (Fabrication des).	Danger du feu	2ᵉ	14 janv. 1815.

DÉSIGNATION des ATELIERS ET ÉTABLISSEMENTS insalubres, ou incommodes, ou dangereux.	INDICATION SOMMAIRE de leurs inconvénients.	Classes dans lesquelles ils sont rangés.	DATES des décret et ordonnances de classement.
Litharge (Fabrication de la).	Exhalaisons dangereuses.	1re	14 janv. 1815.
Machines à feu à haute pression, ou celles dans lesquelles la force élastique de la vapeur fait équilibre à plus de deux atmosphères, lors même qu'elles brûleraient complètement leur fumée. Voir *Pompe à feu.*	Fumée, attendu qu'il n'y en a jusqu'à présent aucune qui la brûle complètement; danger d'explosion des chaudières.	2^e	29 oct. 1823.
Maroquiniers......	Mauvaise odeur	2^e	14 janv. 1815.
Massicot (Fabrication du), première préparation du plomb pour le convertir en minium.	Exhalaisons dangereuses.	1re	*Idem.*

DÉSIGNATION des ATELIERS ET ÉTABLISSEMENTS insalubres, ou incommodes, ou dangereux.	INDICATION SOMMAIRE de leurs inconvénients.	Classes dans lesquelles ils sont rangés.	DATES des décret et ordonnances de classement.
Mégissiers	Mauvaise odeur	2ᵉ	14 janv. 1815.
Ménageries	Danger de voir les animaux s'échapper des cages.	1ʳᵉ	*Idem.*
Minium (Fabrication du), préparation de plomb pour les potiers, faïenciers, fabricants de cristaux, etc.	Exhalaisons moins dangereuses que celles du massicot.	1 ᶜ	*Idem.*
Moulins à broyer le plâtre, la chaux et les cailloux.	Bruit. Ce travail étant fait par la voie sèche a des inconvénients graves pour la santé des ouvriers, et même un peu pour le voisinage. *Nota.* Le broiement des cailloux pourrait se faire par la voie humide.	2ᶜ	9 fév. 1825.

DÉSIGNATION des ATELIERS ET ÉTABLISSEMENTS insalubres, ou incommodes, ou dangereux.	INDICATION SOMMAIRE de leurs inconvénients.	Classes dans lesquelles ils sont rangés.	DATES des décret et ordonnances de classement.
Moulins à farine, dans les villes.	Bruit et poussière.	2ᵉ	9 fév. 1825.
Moulins à huile.....	Un peu d'odeur et quelque danger du feu.	3ᵉ	14 janv. 1815.
Noir de fumée (Fabrication du).	Danger du feu......	2ᵉ	*Idem.*
Noir d'ivoire et noir d'os (Fabrication du), lorsqu'on n'y brûle pas la fumée.	Odeur très-désagréable de matières animales brûlées, portée à une grande distance.	1ʳ	*Idem.*
Noir d'ivoire et noir d'os (Fabrication du), lorsqu'on brûle la fumée.	Odeur toujours sensible, même avec des appareils bien construits.	2ᵉ	*Idem.*

DÉSIGNATION des ATELIERS ET ÉTABLISSEMENTS insalubres, ou incommodes, ou dangereux.	INDICATION SOMMAIRE de leurs inconvénients.	Classe dans lesquelles ils sont rangés.	DATES des décret et ordonnances de classement.
Ocre jaune (Calcination de l'), pour le convertir en ocre rouge.	Un peu de fumée...	3ᵉ	14 janv. 1815.
Or et argent (Affinage de l'), au moyen du départ et du fourneau à vent.	Cet art n'existe plus.	2ᵉ	*Idem.*
Orseille (Fabrication de l').	Odeur désagréable.	1ʳᵉ	*Idem.*
Os (Blanchiment des) , pour les éventaillistes et les boutonniers.	Très-peu d'inconvénients, le blanchiment se faisant par la vapeur et par la rosée.	2ᵉ	*Idem.*
Os d'animaux (Calcination d'). Voir *Calcinations d'os.*	Odeur très-désagréable de matières animales brûlées, portée à une grande distance.	1ʳᵉ et 2ᵉ	9 fév. 1825.

DÉSIGNATION des ATELIERS ET ÉTABLISSEMENTS insalubres, ou incommodes, ou dangereux.	INDICATION SOMMAIRE de leurs inconvénients.	Classes dans lesquelles ils sont rangés.	DATES des décret et ordonnances de classement.
Papiers (Fabriques de).	Danger du feu.....	2ᵉ	14 janv. 1815.
Papiers peints et papiers marbrés (Fabriques de).	*Idem.*.........	3ᵉ	*Idem.*
Parcheminiers.....	Un peu d'odeur désagréable.	2ᵉ	*Idem.*
Pipes à fumer (Fabrication des).	Fumée comme dans les petites fabriques de faïence.	2ᵉ	*Idem.*
Plâtre (Fours à) permanents. Étaient primitivement rangés dans la 1ʳᵉ classe.	Fumée considérable, bruit et poussière.	2ᵉ	29 juil. 1818.
Plâtre (Fours à) ne travaillant pas plus d'un mois par année.	*Idem,* dans la proportion du travail.	3ᵉ	14 janv. 1815

DÉSIGNATION des ATELIERS ET ÉTABLISSEMENTS insalubres, ou incommodes, ou dangereux.	INDICATION SOMMAIRE de leurs inconvénients.	Classes dans lesquelles ils sont rangés.	DATES des décret et ordonnances de classement.
Plomb (Fonte du) et laminage de ce métal.	Très-peu d'inconvénients.	2ᵉ	14 janv. 1815.
Plomb de chasse (Fabrication du).	*Idem.*	3ᵉ	*Idem.*
Plombiers et fontainiers.	*Idem.*	3ᵉ	*Idem.*
Poêliers-fournalistes. —Poêles et fourneaux en faïence et terre cuite (Fabrication des).	Fumée dans le commencement de la fournée.	2ᵉ	*Idem.*
Pompes à feu à basse pression ne brûlant pas la fumée. (Reportées implicitement par l'ordonnance du 29 octobre 1823, dans la 2ᵉ classe.) Voir *Machines à feu.*	Fumée par intervalles.	»	»

DÉSIGNATION des ATELIERS ET ÉTABLISSEMENTS insalubres, ou incommodes, ou dangereux.	INDICATION SOMMAIRE de leurs inconvénients.	Classes dans lesquelles ils sont rangés.	DATES des décret et ordonnances de classement.
Pompes à feu à basse pression brûlant leur fumée.	Jusqu'à présent ne la brûlent pas complètement.	3ᵉ	14 janv. 1815.
Porcelaine (Fabrication de la).	Fumée dans le commencement du *petit feu* et danger d'incendie.	2ᵉ	*Idem.*
Porcheries.	Très-mauvaise odeur et cris désagréables.	1ʳᵉ	*Idem.*
Potasse (Fabriques de).	Très-peu d'inconvénients.	3ᵉ	*Idem.*
Potiers d'étain. . . .	*Idem.*	3ᵉ	*Idem.*
Potiers de terre. . . .	Fumée au *petit feu.* . .	2ᵉ	*Idem.*
Poudres ou matières détonnantes et fulminantes (Fabriques de), la fabrication d'allumettes, d'étoupilles ou autres objets du	Explosion et danger d'incendie.	1ʳᵉ	25 juin 1823.

DÉSIGNATION des ATELIERS ET ÉTABLISSEMENTS insalubres, ou incommodes, ou dangereux.	INDICATION SOMMAIRE de leurs inconvénients.	Classes dans lesquelles ils sont rangés.	DATES des décret et ordonnances de classement.
même genre préparées avec ces sortes de poudres ou matières.			
Poudrette..........	Très-mauvaise odeur.	1re	14 janv. 1815.
Précipité du cuivre (Fabrication de). Voir *Cendres bleues*.	Très-peu d'inconvénients.	3e	*Idem*.
Résines (Le travail en grand des), soit pour la fonte et l'épuration de ces matières, soit pour en extraire la thérébentine.	Mauvaise odeur et danger du feu.	1re	9 fév. 1825.
Résineuses (Le travail en grand de toutes les matières), soit pour la fonte et l'épura-	Mauvaise odeur et danger du feu.	1re	*Idem*.

DÉSIGNATION des ATELIERS ET ÉTABISSEMENTS insalubres, ou incommodes, ou dangereux.	INDICATION SOMMAIRE de leurs inconvénients.	Classes dans lesquelles ils sont rangés.	DATES des décret et ordonnances de classement.
tion de ces matières, soit pour en extraire la térébenthine.			
Rouge de Prusse (Fabriques de) à vases ouverts.	Exhalaisons désagréables et nuisibles à la végétation, quand il est fabriqué avec le sulfate de fer (couperose verte).	1re	14 janv. 1815.
Rouge de Prusse (Fabriques de) à vases clos.	Un peu d'odeur nuisible et un peu de fumée.	2e	*Idem.*
Sabots (Ateliers à enfumer les), dans lesquels il est brûlé de la corne ou d'autres matières animales, dans les villes.	Mauvaise odeur et fumée.	1re	9 fév. 1825.

DÉSIGNATION des ATELIERS ET ÉTABLISSEMENTS insalubres, ou incommodes, ou dangereux.	INDICATION SOMMAIRE de leurs inconvénients.	Classes dans lesquelles ils sont rangés.	DATES des décret et ordonnances de classement.
Sabots (Ateliers à enfumer les).	Fumée............	3ᵉ	14 janv. 1815.
Salaison (Ateliers pour la) et le saurage des poissons.	Odeur très-désagréable.	2ᵉ	9 fév. 1825.
Salaisons (Dépôts de).	Odeur désagréable..	2ᵉ	14 janv. 1815.
Salpêtre (Fabrication et raffinage du).	Fumée et danger du feu.	3ᵉ	Idem.
Sang des animaux, destiné à la fabrication du bleu de Prusse (Dépôts et ateliers pour la cuisson ou la dessication du).	Odeur très-désagréable, surtout si le sang conservé n'est pas à l'état sec.	1ʳᵉ	9 fév. 1825.
Savonneries.......	Buée, fumée et odeur désagréable.	3ᵉ	14 janv. 1815.

DÉSIGNATION des ATELIERS ET ÉTABLISSEMENTS insalubres, ou incommodes, ou dangereux.	INDICATION SOMMAIRE de leurs inconvénients.	Classes dans lesquelles ils sont rangés.	DATES des décret et ordonnances de classement.
Sel (Raffineries de).	Très-peu d'inconvénients.	3e	14 janv. 1815.
Sel ammoniac ou *Muriate d'ammoniac* (Fabrication du) par le moyen de la distillation des matières animales.	Odeur très-désagréable et portée au loin.	1re	*Idem.*
Sel de Saturne (Fabrication du). Voir *Acétate de plomb.*	Quelques inconvénients, mais seulement pour la santé des ouvriers.	3e	*Idem.*
Sel de soude sec (Fabrication du). Voir *Sous-carbonate de soude sec.*	Un peu de fumée…	3e	*Idem.*
Sel ou muriate d'étain (Fabrication du).	Odeur très-désagréable.	2e	*Idem.*

DÉSIGNATION des ATELIERS ET ÉTABLISSEMENTS insalubres, ou incommodes, ou dangereux.	INDICATION SOMMAIRE de leurs inconvénients.	Classes dans lesquelles ils sont rangés.	DATES des décret et ordonnances de classement.
Soude (Fabrication de la) ou décomposition du sulfate de soude.	Fumée............	3e	14 janv. 1815.
Soufre (Fabrication des fleurs de).	Grand danger du feu et odeur désagréable.	2e	9 fév. 1825.
Soufre (Fusion du), pour le couler en canons, et épuration de cette même matière par fusion ou décantation.	Grand danger du feu et odeur désagréable.	2e	*Idem.*
Soufre (Distillation du).	*Idem*.............	1re	14 janv. 1815.
Sucre (Raffineurs de).	Fumée, buée et mauvaise odeur.	2e	*Idem.*
Suif brun (Fabrication du).	Odeur très-désagréable et danger du feu.	1re	*Idem.*

DÉSIGNATION des ATELIERS ET ÉTABLISSEMENTS insalubres, ou incommodes, ou dangereux.	INDICATION SOMMAIRE de leurs inconvénients.	Classes dans lesquelles ils sont rangés.	DATES des décret et ordonnances de classement.
Suif en branche (Fonderies de), à feu nu.	Odeur désagréable et danger du feu.	1re	14 janv. 1815.
Suif (Fonderies de), au bain-marie ou à la vapeur.	Quelque danger du feu.	2e	Idem.
Suif d'os (Fabrication du).	Mauvaise odeur ; nécessité d'écouler les eaux.	1re	Idem.
Sulfate d'ammoniac (Fabrication du), par le moyen de la distillation des matières animales.	Odeur très-désagréable et portée au loin.	1re	Idem.
Sulfate de cuivre (Fabrication du) au moyen du soufre et du grillage.	Exhalaisons désagréables et nuisibles à la végétation.	1re	Idem.

DÉSIGNATION des ATELIERS ET ÉTABLISSEMENTS insalubres, ou incommodes, ou dangereux.	INDICATION SOMMAIRE de leurs inconvénients.	Classes dans lesquelles ils sont rangés.	DATES des décret et ordonnances de classement.
Sulfate de cuivre (Fabrication du), au moyen de l'acide sulfurique et de l'oxide de cuivre ou du carbonate de cuivre.	Très-peu d'inconvénients.	3e	14 janv. 1815.
Sulfate de potasse (Raffinage du).	Idem	3e	Idem.
Sulfate de soude (Fabrication du) à vases ouverts.	Exhalaisons désagréables, nuisibles à la végétation, et portées à de grandes distances.	1re	Idem
Sulfate de soude (Fabrication de) à vases clos.	Un peu d'odeur et de fumée.	2e	Idem.
Sulfates de fer et d'alumine; extraction de ces sels des matériaux qui les	Fumée et buée	3e	Idem.

DÉSIGNATION des ATELIERS ET ÉTABLISSEMENTS insalubres, ou incommodes, ou dangereux.	INDICATION SOMMAIRE de leurs inconvénients.	Classes dans lesquelles ils sont rangés.	DATES des décret et ordonnances de classement.
contiennent tout formés, et transformation du sulfate d'alumine en alun.			
Sulfates de fer et de zinc (Fabrication des), lorsqu'on forme ces sels de toutes pièces avec de l'acide sulfurique et les substances métalliques.	Un peu d'odeur désagréable.	2ᵉ	14 janv. 1815
Sulfures métalliques (Grillage des), en plein air.	Exhalaisons désagréables et nuisibles à la végétation.	1ʳᵉ	*Idem.*
Sulfures métalliques (Grillage des), dans les appareils propres à tirer le soufre et à utiliser l'acide sulfureux qui se dégage.	Un peu d'odeur désagréable.	2ᵉ	*Idem.*

DÉSIGNATION des ATELIERS ET ÉTABLISSEMENTS insalubres, ou incommodes, ou dangereux.	INDICATION SOMMAIRE de leurs inconvénients.	Classes dans lesquelles ils sont rangés.	DATES des décret et ordonnances de classement.
Sirop de fécule de pommes de terre (Extraction du).	Nécessité d'écouler les eaux.	3e	9 fév. 1825.
Tabac (Fabriques de).	Odeur très-désagréable.	2e	14 janv. 1815
Tabac (Combustion des côtes du) en plein air.	*Idem*	1re	*Idem.*
Tabatières en carton (Fabrication des).	Un peu d'odeur désagréable et danger du feu.	2e	*Idem.*
Taffetas cirés (Fabriques de).	Danger du feu et mauvaise odeur.	1re	*Idem.*
Taffetas et toiles vernis (Fabriques de).	*Idem*	1re	*Idem.*
Tanneries	Mauvaise odeur	2e	*Idem.*
Tartre (Raffinage du).	Très-peu d'inconvénients.	3e	*Idem.*

DÉSIGNATION des ATELIERS ET ÉTABLISSEMENTS insalubres, ou incommodes, ou dangereux.	INDICATION SOMMAIRE de leurs inconvénients.	Classes dans lesquelles ils sont rangés.	DATES des décret et ordonnances de classement.
Teinturiers........	Buée et odeur désagréable quand les soufroirs sont mal construits.	3ᵉ	14 janv. 1815.
Teinturiers-dégraisseurs.	Très-peu d'inconvénients.	3ᵉ	Idem.
Thérébenline (Travail en grand pour l'extraction de la). Voir *Goudrons*.	Odeur insalubre et danger du feu.	1ʳᵉ	9 fév. 1825.
Tissus d'or et d'argent (Brûleries en grand des). Voir *Galons*.	Mauvaise odeur.....	2ᵉ	14 janv. 1815.
Toiles cirées (Fabriques de).	Danger du feu et mauvaise odeur.	1ʳᵉ	9 fév. 1825.
Toiles (Blanchiment des) par l'acide muriatique oxigéné.	Odeur désagréable.	2ᵉ	14 janv. 1815.

DÉSIGNATION des ATELIERS ET ÉTABLISSEMENTS insalubres, ou incommodes, ou dangereux.	INDICATION SOMMAIRE de leurs inconvénients.	Classes dans lesquelles ils sont rangés.	DATES des décret et ordonnances de classement.
Toiles peintes (Ateliers de).	Mauvaise odeur et danger du feu.	3ᵉ	9 fév. 1825.
Toiles vernies (Fabrication des). Voir *Taffetas vernis*.	*Idem....*	1ʳᵉ	14 janv. 1815.
Tôle vernie........	*Idem*.............	2ᵉ	9 fév. 1825.
Tourbe (Carbonisasation de la) à vases ouverts.	Très-mauvaise odeur.	1ʳᵉ	14 janv. 1815.
Tourbe (Carbonisation de la) à vases clos.	Odeur désagréable..	2ᵉ	*Idem.*
Tripiers....... ...	Mauvaise odeur et nécessité d'écoulement des eaux.	1ʳᵉ	*Idem.*
Tueries, dans les villes dont la population excède 10,000 âmes.	Danger de voir les animaux s'échapper ; mauvaise odeur.	1ʳᵉ	*Idem.*

DÉSIGNATION des ATELIERS ET ÉTABLISSEMENTS insalubres, ou incommodes, ou dangereux.	INDICATION SOMMAIRE de leurs inconvénients.	Classes dans lesquelles ils sont rangés.	DATES des décret et ordonnances de classement.
Tueries, dans les communes dont la population est au-dessous de 10,000 habitants.	Danger de voir les animaux s'échapper; mauvaise odeur.	3e	14 janv. 1815.
Tuileries et briqueteries.	Fumée épaisse pendant le *petit feu*.	2e	*Idem.*
Urate (Fabrication d') mélange de l'urine avec la chaux, le plâtre et les terres.	Odeur désagréable. .	1re	9 févr. 1825.
Vacheries, dans les villes dont la population excède 5,000 habitants.	Mauvaise odeur. . .	3e	14 janv. 1815.
Verdet (Fabrication du). Voir *Vert-de-gris*.	Très-peu d'inconvénients.	3e	*Idem.*
Vernis (Fabriques de).	Très-grand danger du feu et odeur désagréable.	1re	*Idem.*

DÉSIGNATION des ATELIERS ET ÉTABLISSEMENTS insalubres, ou incommodes, ou dangereux.	INDICATION SOMMAIRE de leurs inconvénients.	Classes dans lesquelles ils sont rangés.	DATES des décret et ordonnances de classement.
Verre, cristaux et émaux (Fabriques de); l'établissement des verreries proprement dites, usines destinées à la fabrication du verre en grand, est régi par la loi du 21 avril 1810.	Grande fumée et danger du feu.	1re	14 janv. 1815.
Vert-de-gris et Verdet (Fabrication du).	Très-peu d'inconvénients.	3e	*Idem.*
Viandes (Salaison et préparation des).	Légère odeur.	3e	*Idem.*
Vinaigre (Fabrication du).	Très-peu d'inconvénients.	3e	*Idem.*
Voiries et dépôts de boue ou de toute autre sorte d'immondices.	Odeur désagréable et insalubre.	1re	9 févr. 1825.

Oppositions à la formation d'un établissement insalubre.

Paris, le 19 août 1825.

« Le ministre de l'Intérieur (comte *Corbière*),

« Aux préfets.

« Les principes posés dans les ordonnances royales rendues sur le rapport du comité du contentieux, ont fixé le sens du dernier paragraphe de l'article 7 du décret du 15 octobre 1810, relatif aux établissements et ateliers insalubres ou incommodes, lequel est ainsi conçu : « S'il » y a opposition, il y sera statué par le Conseil de pré-» fecture, sauf le recours au Conseil d'État. »

« Voici de quelle manière était interprété le plus généralement cet article : avant de prendre aucune décision, les préfets déféraient aux conseils de préfecture les oppositions aux demandes qui leur avaient été présentées à l'effet d'obtenir l'autorisation de former des établissements insalubres ou incommodes de seconde classe.

« Suivant la jurisprudence actuelle du Conseil d'État, et qui est consacrée par les ordonnances ci-dessus rappelées, les conseils de préfecture n'ont juridiction pour statuer sur les oppositions qu'après l'autorisation du préfet.

« Les préfets ne doivent pas s'étonner de cette jurisprudence. Quand ils accordent une autorisation sur la requête de la partie intéressée, ils font un acte d'administration qui n'appartient qu'à eux, et qui est étranger au conseil de préfecture. Mais leur décision administrative peut éprouver une opposition de la part d'un tiers qui intervient, parce qu'il croit lésés ses intérêts privés. Alors l'affaire change de nature; elle devient litigieuse, et se porte naturellement en première instance au conseil de préfecture, avec recours, par la voix du contentieux, au roi en son Conseil d'État.

« Cette marche étant désormais la seule à suivre dans l'espèce dont il s'agit, je vous l'indique afin qu'elle vous serve de règle, et je vous invite à vous y conformer strictement. »

Enquêtes administratives DE COMMODO ET INCOMMODO.

Paris, le 20 août 1825.

« Le ministre de l'Intérieur (comte *Corbière*),

« Aux préfets.

« Les enquêtes administratives *de commodo et incommodo* auxquelles il est procédé sur les demandes des conseils municipaux en autorisation d'aliéner les propriétés communales, ont pour objet de constater l'opinion des tiers intéressés au sort de cette propriété, e d'éclairer l'autorité supérieure sur le mérite des projets qui lui sont soumis.

« Il importe donc que les habitants, qui sont les tiers intéressés à la conservation des propriétés communales dont ils jouissent par des voies plus ou moins directes, soient mis à même de s'expliquer librement sur les inconvénients et les avantages des aliénations projetées, et que leurs déclarations soient assez motivées pour qu'on puisse y trouver le moyen de les apprécier à leur véritable valeur.

« Cependant ces conditions sont rarement remplies.

23

« Le comité de l'Intérieur a remarqué, et j'ai eu souvent occasion d'observer, que les enquêtes *de commodo,* trop négligées et presque toujours irrégulières dans les communes rurales, n'offrent aucune des garanties qu'on y cherche, et se réduisent alors à une vaine formalité. Les unes sont rédigées par le maire sous les yeux des déclarants, qu'ont dû gêner la présence de ce fonctionaire et la crainte de blâmer un projet qui est ordinairement sa pensée. D'autres ne contiennent que des déclarations sans motifs, ou dont le nombre, insignifiant par rapport à la masse des intéressés, ne peut être considéré comme l'expression du vœu général. Souvent même on voit figurer dans une série de votes, déjà insuffisante, les noms des membres du conseil municipal qui ont délibéré sur le projet en question, et qui, formant ici double emploi, ne servent qu'à dissimuler le vide réel de l'enquête.

« Il n'est pas rare non plus que des informations *de commodo,* effectuées sans avoir été annoncées, ne renferment que des votes émis par un choix de personnes nominativement appelées, et dont le dire est bien moins l'effet de la conviction personnelle que d'une complaisance convenue. De pareils actes ne peuvent ni éclairer la religion, ni mériter la confiance de l'autorité, et je

les signale ici comme autant de vices qu'on doit s'attacher à écarter d'une information franche et légale.

« Les règles à suivre en cette circonstance sont d'ailleurs simples, et n'ont rien qui puissent gêner l'administration dans aucune localité.

« L'enquête dont il s'agit est faite par les moyens
propres à l'autorité administrative, et ordinairement
sans frais, surtout lorsque l'objet de cet acte n'est pas
de nature à justifier ou à nécessiter, par son importance, des formalités onéreuses.

« Elle doit être annoncée huit jours à l'avance, à son
de trompe ou de tambour, et par voies d'affiches pla-
cardées au lieu principal de réunion du lieu. »

*Tableau supplémentaire des établissements insalubres
ou incommodes.*

Paris, le 2 décembre 1826.

« Le ministre de l'Intérieur (comte *Corbière*),

« Aux préfets.

« Vous avez reçu, l'année dernière, plusieurs exemplaires de l'état général des ateliers et établissements insalubres, incommodes ou dangereux, pour être distribués à vos bureaux, au conseil de préfecture et aux sous-préfectures de votre département.

« J'ai l'honneur de vous adresser, dans le même but, un tableau et une nomenclature supplémentaires, destinés à être placés à la suite de cet état général, et dont le cadre est entièrement semblable : on y trouve réunies toutes les classifications nouvelles consacrées par l'ordonnance du roi du 5 novembre dernier, et celles qui ont subi des modifications depuis le 9 février 1825, avec l'indication sommaire des inconvénients que présente chacun des ateliers et établissements qui y sont désignés, et dont la création et l'exploitation restent soumises aux formalités prescrites par le décret du 15 octobre 1810 et l'ordonnance royale du 14 janvier 1815, suivant la classe à laquelle ils appartiennent.

Premier tableau supplémentaire des ateliers et établisse-
ments qui, à raison de l'insalubrité, ou de l'incom-
modité, ou des dangers qui en résultent pour le
voisinage, ne peuvent être formés spontanément et
sans permission, soit qu'ils ne produisent qu'un de
ces inconvénients, soit qu'ils en réunissent plusieurs.

DÉSIGNATION des ATELIERS ET ÉTABLISSEMENTS insalubres, ou incommodes, ou dangereux.	INDICATION SOMMAIRE de leurs inconvénients.	Classes dans lesquelles ils sont rangés.	DATES des ordonnances de classement.
Acide acétique (Fabrication de l').	Peu d'inconvénients.	3ᵉ	5 nov. 1826.
Acide tartareux (Fabrication de l').	Un peu de mauvaise odeur.	3ᵉ	*Idem.*
Blanc de baleine (Raffineries de).	Peu d'inconvénients.	2ᵉ	*Idem.*
Blanchiment des tissus et des fils de laine ou de soie par le gaz ou l'acide sulfureux.	Emanations insalubres.	2ᵉ	*Idem.*

DÉSIGNATION des ATELIERS ET ÉTABLISSEMENTS insalubres, ou incommodes, ou dangereux.	INDICATION SOMMAIRE de leurs inconvénients.	Classes dans lesquelles ils sont rangés.	DATES des ordonnances de classement.
Blanchiment des toiles et fils de chanvre, de lin et de coton, par le chlore.	Emanations désa-gréables.	2e	14 janv. 1815 et 5 nov. 1826.
Blanchiment de toiles et fils de chanvre, de lin ou de co-ton, par les chlo-rures alcalins.	Peu d'inconvénients.	2e	5 nov. 1826.
Briquets phosphori-ques et briquets oxigénés (Fabri-ques de).	Danger d'incendie.	3e	*Idem.*
Buanderies des blan-chisseurs de pro-fession, et des *lavoirs* qui en dé-pendent, quand ils n'ont pas un écou-lement constant de leurs eaux.	Odeurs désagréables et insalubres.	2e	*Idem.*

DÉSIGNATION des ATELIERS ET ÉTABLISSEMENTS insalubres, ou incommodes, ou dangereux.	INDICATION SOMMAIRE de leurs inconvénients.	Classes dans lesquelles ils sont rangés.	DATES des ordonnances de classement.
Buanderies des blanchisseurs de profession, et des *lavoirs* qui en dépendent, quand ils ont un écoulement constant de leurs eaux.	Peu d'inconvénients.	3e	14 janv. 1815 et 5 nov. 1826.
Caramel en grand (Fabriques de).	Danger du feu, odeur désagréable.	3e	5 nov. 1826.
Chanvre (Rouissage du). Voir *Routoirs*.	Emanations insalubres, infection des eaux (fièvres).	1re	14 janv. 1815 et 5 nov. 1826.
Feutres vernis (Fabriques de). Voir *Visières*.	Crainte d'incendie, odeur désagréable.	1re	5 nov. 1826.
Forges de grosses œuvres, c'est-à-dire celles où l'on fait usage de	Beaucoup de fumée, crainte d'incendie.	2e	*Idem.*

DÉSIGNATION des ATELIERS ET ÉTABLISSEMENTS insalubres, ou incommodes, ou dangereux.	INDICATION SOMMAIRE de leurs inconvénients.	Classes dans lesquelles ils sont rangés.	DATES des ordonnances de classement.
moyens mécaniques pour mouvoir, soit les matériaux, soit les masses soumises au travail.			
Fours à cuire les *cailloux* destinés à la fabrication des émaux.	Beaucoup de fumée.	2e	5 nov. 1826.
Lavoirs des blanchisseuses de profession. Voir *Buanderies*.	. . . .	2e et 3e	*Idem.*
Lin (Rouissage du). Voir *Routoirs*.	. . . .	1re	*Idem.*
Lustrage des peaux.	Très-peu d'inconvénients.	3e	*Idem.*
Phosphore (Fabriques de).	Crainte d'incendie.	2e	*Idem.*

DÉSIGNATION des ATELIERS ET ÉTABLISSEMENTS insalubres, ou incommodes, ou dangereux.	INDICATION SOMMAIRE de leurs inconvénients.	Classes dans lesquelles ils sont rangés.	DATES des ordonnances de classement.
Rogues (Dépôts de salaisons liquides, connues sous le nom de).	Odeur désagréable.	2ᵉ	5 nov. 1826.
Routoirs servant au rouissage, en grand, du *chanvre* et du *lin*, par leur séjour dans l'eau.	Emanations insalubres, infection des eaux.	1ʳᵉ	14 janv. 1815 et 5 nov. 1826.
Visières et feutres vernis (Fabriques de).	Odeurs désagréables, crainte d'incendie.	1ʳᵉ	5 nov. 1826.

Première nomenclature supplémentaire des ateliers et établissements insalubres, ou incommodes, ou dangereux.

ATELIERS ET ÉTABLISSEMENTS DE PREMIÈRE CLASSE.

Nᵒˢ 4.	Routoirs servant au rouissage en grand du *chanvre* et du *lin*, par leur séjour dans l'eau.	
21.	Visières et feutres vernis (Fabriques de).	Classés avec les fabriques de cuirs vernis.

ATELIERS ET ÉTABLISSEMENTS DE DEUXIÈME CLASSE.

Nᵒˢ 73 *bis*.	Blanc de baleine (Raffineries de).	*Voir* le nᵒ 150, 3ᵉ classe.
74 *bis*.	Blanchiment des tissus et des fils de laine ou de soie par le gaz ou l'acide sulfureux.	
140.	Blanchiment des toiles et fils de chanvre, de lin et de coton, par le chlore.	*Voir* le nᵒ 146 *bis*, 3ᵉ classe.
75 *bis*.	Buanderies des blanchisseurs de profession, et les *lavoirs* qui en dépendent, quand ils n'ont pas un écoulement constant de leurs eaux.	*Voir* le nᵒ 154, 3ᵉ classe.

N°s 99 *bis*.	Forges de grosses œuvres, c'est-à-dire celles ou l'on fait usage de moyens mécaniques pour mouvoir, soit les marteaux, soit les masses soumisses au travail.	
99 *ter*.	Fours à cuire les *cailloux* destinés à la fabrication des émaux.	
120 *bis*.	Phosphore (Fabriqué de). .	*Voir* le n° 153 *bis*, 3e classe.
126 *bis*.	Rogues (Dépôt de salaisons liquides, connues sous le nom de).	

ATELIERS ET ÉTABLISSEMENTS DE TROISIÈME CLASSE.

N°s 144 *bis*.	Acide acétique (Fabrication de l').	Les fabriques d'acide pyroligneux continuent d'appartenir à la 1re ou à la 2e classe, où les a placées l'ordonnance du 14 janvier 1815, suivant les procédés dont on y fait usage.
144 *ter*.	Acide tartareux (Fabrication de l').	

N°s 146 *bis*.	Blanchiment des toiles et fils de chanvre, de lin ou de coton, par les chlorures alcalins.	*Voir* le n° 140 , 2e classe.
153 *bis*.	Briquets phosphoriques et briquets oxygénés (Fabriques de.)	*Voir* le n° 120 *bis*, 2e classe.
154.	Buanderies des blanchisseurs de profession , et des *lavoirs* qui en dépendent, quand ils ont un écoulement constant de leurs eaux.	*Voir* le n° 75 *bis*, 2e classe.
156 *bis*.	Caramel en grand (Fabriques de).	
182 *bis*.	Lustrage des peaux.	

ÉTABLISSEMENTS INSALUBRES OU INCOMMODES.

Second Tableau supplémentaire.

Paris, le 1er octobre 1828.

« Le Ministre de l'Intérieur (vicomte de *Martignac*),

« Aux préfets.

« Une ordonnance rendue par Sa Majesté, le 20 septembre dernier, contient plusieurs additions et modifications à la nomenclature générale des ateliers et établissements qui, à raison, soit de l'insalubrité ou de l'incommodité, soit des dangers qui en résultent pour le voisinage, ne peuvent être formés sans autorisation.

« Les établissements, fabriques, usines, dépôts et ateliers restés jusqu'à présent hors classe, mais qui ont paru devoir être soumis au régime des décrets et ordonnances réglementaires des 15 octobre 1810 et 14 janvier 1815, sont au nombre de dix, et chacun des genres d'industrie qu'on y exploite a été placé, suivant le degré d'inconvénient qu'il présente, dans l'une des trois catégories dont se compose la nomenclature.

« L'article 1er de la nouvelle ordonnance range dans la première classe :

« Les fabriques de sel ammoniac extrait des eaux de condensation du gaz hydrogène.

« L'article 2 place dans la seconde classe :

« La carbonisation du bois à air libre lorsqu'elle se pratique dans des établissements permanents et ailleurs que dans les bois et forêts, ou en rase campagne ;

« Les dépôts de chrysalides ;

« L'extraction de l'huile et des autres corps gras contenus dans les eaux savonneuses des fabriques ;

« Le dérochage du cuivre par l'acide nitrique ;

« Les battoirs à écorce dans les villes ;

« Les usines à laminer le zinc ;

« Le secrétage des peaux ou poils de lièvre et de lapin.

« L'article 3 comprend dans la troisième classe :

« Les tréfileries ;

« Les fabriques d'ardoises artificielles et mastics de différents genres.

« Les dispositions contenues dans l'article 4, en consacrant la décision ministérielle du 7 avril 1826, dont le directeur-général des ponts et chaussées et des mines vous a donné connaissance par sa circulaire du 30 du même mois, règlent d'une manière fixe et invariable le mode d'instruction à suivre relativement aux demandes en autorisation pour l'établissement de verreries. Dorénavant, et d'après la nouvelle marche adoptée, ces demandes, comme toutes celles ayant pour objet la formation de fabriques ou ateliers insalubres de première classe, doivent être adressées, lorsque l'instruction en est complète, au département de l'Intérieur.

« L'article 5 de ladite ordonnance rectifie la rédaction de l'article 8 de l'ordonnance de classification supplémentaire du 9 février 1825, concernant toute calcination d'os d'animaux, fabrication ou revivification de charbon animal, qui appartiennent évidemment par analogie aux fabrications de noir d'os et d'ivoire, à la seconde classe lorsqu'on brûle la fumée, et non pas à la troisième, comme l'indique par erreur le texte de cet article.

« Pour faire suite à l'état général et au tableau imprimés qui accompagnaient les circulaires des 25 mai 1825 et 2 décembre 1826, il a été dressé dans la même forme un second tableau et une seconde nomenclature supplémentaires, comprenant toutes les classifications nouvelles consacrées par l'ordonnance du Roi du 20 septembre dernier, et celles qui ont subi des modifications depuis le 5 novembre 1826, avec l'indication sommaire des inconvénients que présente chacun des ateliers et établissements qui y sont désignés, et dont la création et l'exploitation restent soumises aux formalités prescrites par le décret du 15 octobre 1810 et l'ordonnance royale du 14 janvier 1815, suivant la classe à laquelle ils appartiennent.

« J'ai l'honneur de vous en adresser un nombre suffisant d'exemplaires pour être distribués à vos bureaux, au conseil de préfecture et aux sous-préfectures de votre département.

« Je vous invite à prendre immédiatement toutes les mesures qui vous paraîtront les plus propres à assurer l'exécution des dispositions de l'ordonnance royale du 20 septembre 1828, et à lui donner à cet effet toute la publicité nécessaire.

Second tableau supplémentaire des ateliers et établissements qui, à raison de l'insalubrité, ou de l'incommodité, ou des dangers qui en résultent pour le voisinage, ne peuvent être formés spontanément et sans permission, soit qu'ils ne produisent qu'un de ces inconvénients, soit qu'ils en réunissent plusieurs.

DÉSIGNATION des ATELIERS ET ÉTABLISSEMENTS insalubres, ou incommodes, ou dangereux.	INDICATION SOMMAIRE de leurs inconvénients.	Classes dans lesquelles ils sont rangés.	DATES des ordonnances de classement.
Ardoises artificielles et mastics de différents genres (Fabriques de).	Odeur désagréable ; danger du feu.	3ᵉ	20 sept. 1828.
Battoirs à écorce dans les villes.	Bruit, poussière et quelque danger du feu.	2ᵉ	*Idem.*
Calcination d'os d'animaux, lorsque la fumée est brûlée, appartient à la seconde classe, et non pas à la troisième, comme	Odeur toujours sensible, même avec des appareils bien construits.	2ᵉ	20 sept. 1828.

24

DÉSIGNATION des ATELIERS ET ÉTABLISSEMENTS insalubres, ou incommodes, ou dangereux.	INDICATION SOMMAIRE de leurs inconvénients.	Classes dans lesquelles ils sont rangés.	DATES des ordonnances de classement.
l'indique par erreur le texte de l'article 8 de l'ordonnance du 9 février 1825, rectifié par celle du 20 septembre 1828, article 5.			
Carbonisation du bois à air libre, lorsqu'elle se pratique dans des établissements permanents et ailleurs que dans les bois et forêts, ou en rase campagne.	Odeur et fumée très-désagréables s'étendant au loin.	2ᵉ	20 sept. 1828.
Charbon animal (Fabrication ou révivification du), lorsque la fumée est brûlée, appar-	Odeur toujours sensible, même avec des appareils bien construits.	2ᵉ	9 fév. 1825 et 20 sept. 1828.

DÉSIGNATION des ATELIERS ET ÉTABLISSEMENTS insalubres, ou incommodes, ou dangereux.	INDICATION SOMMAIRE de leurs inconvénients.	Classes dans lesquelles ils sont rangés.	DATES des ordonnances de classement.
tient à la seconde classe, et non pas à la troisième, comme l'indique par erreur le texte de l'article 8 de l'ordonnance du 9 février 1825, rectifié par celle du 20 septembre 1828, article 5.			
Chrysalides (Dépôts de).	Odeur très-désa-gréable.	2ᵉ	20 sept. 1828.
Cuivre (Dérochage du) par l'acide nitrique.	Odeur nuisible et désagréable.	2ᵉ	Idem.
Dérochage. Voir *Cuivre. (Dérochage du)*.	. . . .	2ᵉ	Idem.

DÉSIGNATION des ATELIERS ET ÉTABLISSEMENTS insalubres, ou incommodes, ou dangereux.	INDICATION SOMMAIRE de leurs inconvénients.	Classes dans lesquelles ils sont rangés.	DATES des ordonnances de classement.
Eaux savonneuses des fabriques. Voir *Huile (Extraction de l')* et des autres corps gras conte-nus dans les eaux savonneuses des fabriques.	. . . .	2ᶜ	9 fév. 1825 et 20 sept. 1828.
Gaz hydrogène. Voir *Sel ammoniac ex-trait des eaux de condensation du gaz hydrogène.*	. . . .	1ᵣ	20 sept. 1828.
Huile (Extraction de l') et des autres corps gras conte-nus dans les eaux savonneuses des fabriques.	Mauvaise odeur et quelque danger du feu.	2ᶜ	*Idem.*

DÉSIGNATION des ATELIERS ET ÉTABLISSEMENTS insalubres, ou incommodes, ou dangereux.	INDICATION SOMMAIRE de leurs inconvénients.	Classes dans lesquelles ils sont rangés.	DATES des ordonnances de classement.
Mastics. Voir *Ardoises artificielles et Mastics de différents genres.*	....	3ᵉ	20 sept. 1828.
Peaux de lièvre et de lapin. Voir *Secrétage.*	....	2ᵉ	*Idem.*
Poils de lièvre et de lapin. Voir *Secrétage.*	....	2ᶜ	*Idem.*
Secrétage des peaux ou poils de lièvre ou de lapin.	Emanations fort désagréables.	2ᵉ	*Idem.*
Sel ammoniac extrait des eaux de condensation du gaz hydrogène (Fabriques de).	Odeur extrêmement désagréable et nuisible, quand les appareils ne sont pas parfaits.	1ʳᵉ	*Idem.*

DÉSIGNATION des ATELIERS ET ÉTABLISSEMENTS insalubres, ou incommodes, ou dangereux.	INDICATION SOMMAIRE de leurs inconvénients.	Classes dans lesquelles ils sont rangés.	DATES des ordonnances de classement.
Tréfileries	Bruit, danger du feu.	3ᵉ	14 janv. 1815 et 20 sept. 1828.
Verres, cristaux et émaux (Fabriques de), ainsi que l'établissement des verreries proprement dites, usines destinées à la fabrication du verre en grand, demeurent soumis au régime du décret du 15 octobre 1810 et de l'ordonnance du 14 janvier 1815. Considérer ainsi comme non avenue la note placée aux pages 16 et 23 de l'état général	Grande fumée et danger du feu.	1ʳᵉ	*Idem.*

DÉSIGNATION des ATELIERS ET ÉTABLISSEMENTS insalubres, ou incommodes, ou dangereux.	INDICATION SOMMAIRE de leurs inconvénients.	Classes dans lesquelles ils sont rangés	DATES des ordonnances de classement.
et de la nomenclature (imprimés en mai 1825) des ateliers et établissements insalubres, portant que la fabrication du verre en grand est régie par la loi du 21 avril 1810 sur les mines.			
Zinc (Usines à laminer le). L'instruction des demandes en établissement d'usines à fondre le zinc ou le minerai de zinc, continue à être régie par la loi du 21 avril 1810.	Danger du feu et vapeurs nuisibles.	2e	20 sept. 1828.

Seconde nomenclature supplémentaire des ateliers et établissements insalubres, ou incommodes, ou dangereux.

ATELIERS ET ÉTABLISSEMENTS DE PREMIÈRE CLASSE.

Nᵒˢ **45** *bis*.	Sel ammoniac extrait des eaux de condensation du gaz hydrogène.	
64	Verre, cristaux et émaux (Fabriques de).	L'établissement des verreries proprement dites, usines destinées à la fabrication du verre en grand, demeure également soumis au régime du décret du 15 octobre 1810 et de l'ordonnance du 14 janvier 1815. Considérer ainsi comme non avenue la note placée aux pages 15 et 23 de l'état général et de la nomenclature (imprimés en 1825) des ateliers et établissements insalubres, portant que la fabrication du verre en grand est régie par la loi du 21 avril 1818 sur les mines.

ATELIERS ET ÉTABLISSEMENTS DE DEUXIÈME CLASSE.

N°s 72 *bis.* Battoirs à écorce dans les villes.

76. Calcination d'os d'animaux, lorsque la fumée est brûlée.

Charbon animal (Fabrication ou revivification du), lorsque la fumée est brûlée.

Appartient à la seconde classe, et non pas à la troisième, comme l'indique par erreur le texte de l'article 8 de l'ordonnanée du 9 février 1825, rectifié par celle du 20 septembre 1828, article 5.

76 *bis.* Carbonisation du bois à air libre, lorsqu'elle se pratique dans des établissements permanents et ailleurs que dans les bois et forêts, ou en rase campagne.

89 *bis.* Chrysalides (Dépôts de).

95 *bis.* Cuivre (Dérochage du) par l'acide nitrique.

104 *bis.* Huile (Extraction de l') et des autres corps gras contenus dans les eaux savonneuses des fabriques.

N°° 129 *bis*.	Secrétage des peaux ou poils de lièvre et de lapin.	
143 *bis*.	Zinc (Usines à laminer le).	L'instruction des demandes en établissement d'usines à fondre le zinc ou le minerai de zinc, continue à être régie par la loi du 21 avril 1810.

ATELIERS ET ÉTABLISSEMENTS DE TROISIÈME CLASSE.

N°ˢ 143 *quat*.	Ardoises artificielles et mastics de différents genres (Fabrique de).	
205 *bis*.	Tréfileries.	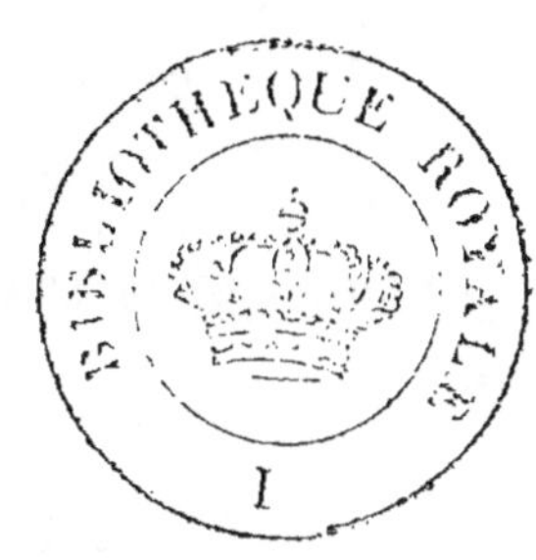

FIN.

TABLE DES MATIÈRES.

SOPHISTICATIONS

DES SUBSTANCES ALIMENTAIRES

ET MOYEN DE LES RECONNAITRE,

PRÉCÉDÉ DE

L'ORIGINE ET DE L'HISTOIRE DE LA SALUBRITÉ EN FRANCE.

PREMIÈRE PARTIE.

ORIGINE ET HISTOIRE DE LA SALUBRITÉ EN FRANCE.

DEUXIÈME PARTIE.

SOPHISTICATIONS DES SUBTANCES ALIMENTAIRES.

FIN DE LA TABLE.

NANTES, IMPRIMERIE DE CH. GAILMARD, RUE DE GUÉRANDE, 3.